Bibliografische Information der Deutschen Nationalbibliothek:

Die Deutsche Bibliothek verzeichnet diese Publikation in der Deutschen Nationalbibliografie; detaillierte bibliografische Daten sind im Internet über http://dnb.d-nb.de/ abrufbar.

Impressum:

Druck und Bindung: Books on Demand GmbH, Norderstedt Germany
ISBN: 9783668711211

Dieses Buch bei GRIN:

https://www.grin.com/document/426511

Beke Freyer

Unterstützungsbedarf und gesundheitliche Auswirkungen des Ehrenamtes in der Flüchtlingshilfe

Qualitative Interviews mit ehrenamtlich Tätigen

GRIN Verlag

Hochschule für Angewandte Wissenschaften Hamburg

Fakultät Life Sciences

Department Gesundheitswissenschaften

Unterstützungsbedarfe von Ehrenamtlichen in der Flüchtlingshilfe und gesundheitliche Auswirkungen des Ehrenamtes

-

Qualitative Interviews mit ehrenamtlich Tätigen

Bachelorarbeit

zur Erlangung des akademischen Grades des Bachelor of Science (B.Sc.)

Autorin: Beke Freyer

Studiengang: Gesundheitswissenschaften

Abgabedatum: 01.08.2016

Inhalt

Abkürzungsverzeichnis

BMFSFJ	Bundesministerium für Familie, Senioren, Frauen und Jugend
BMZ	Bundesministerium für wirtschaftliche Zusammenarbeit und Entwicklung
HAW	Hochschule für Angewandte Wissenschaften Hamburg
PARITÄTISCHER	Deutscher Paritätischer Wohlfahrtsverband – Gesamtverband e. V.
UNHCR	United Nations High Commissioner for Refugees (Flüchtlingskommission der Vereinten Nationen)

Zusammenfassung

Hintergrund

Die Flüchtlingszahlen in Europa und damit auch in Deutschland haben sich in den letzten Jahren, insbesondere seit 2014, stark erhöht.

Diese neue Situation bringt zahlreiche Herausforderungen mit sich. Um diese zu bewältigen, setzt der Staat zunehmend auf die Hilfe von Ehrenamtlichen. Die Anzahl der Freiwilligen, die sich in der Flüchtlingshilfe engagieren, ist in diesem Zusammenhang angestiegen, obwohl die Zahl der Ehrenamtlichen sich insgesamt nicht verändert hat.

In der Kürze der Zeit, in der die Flüchtlingsströme bewältigt werden mussten, fand keine Prüfung der Unterstützungsangebote für Ehrenamtliche statt. Es wurden viele neue Angebote entwickelt, deren Effektivität ist jedoch bisher nicht untersucht worden.

Die vorliegende Arbeit stellt eine Auswertung der Unterstützungsbedarfe für Ehrenamtliche in der Flüchtlingshilfe dar und gibt einen Überblick über die gesundheitlichen Auswirkungen des Ehrenamtes.

Methoden

Im Rahmen dieser Arbeit wurden zehn Personen befragt, welche ehrenamtlich in der Flüchtlingshilfe tätig sind. Die qualitativen Interviews wurden anhand eines Interviewleitfadens geführt und die Ehrenamtlichen beantworteten Fragen zu verschiedenen Themenblöcken in den Bereichen gesundheitliche Auswirkungen und Unterstützungsmöglichkeiten für Ehrenamtliche.

Für die Auswertung fand eine Transkription der Interviews statt. Die Transkripte wurden anhand der qualitativen Inhaltsanalyse nach Mayring kategorisiert und ausgewertet.

Ergebnisse

Es konnte festgestellt werden, dass die von den Befragten ausgeführten Tätigkeiten sehr vielfältig sind und verschiedene Bereiche umfassen. Die Motivationen und Beweggründe sind ebenfalls individuell und vielschichtig.

Obwohl sie unter einer hohen Anzahl von erheblichen Belastungen und Störfaktoren leiden, haben die Interviewten das Gefühl, dass ihre ehrenamtliche Tätigkeit sich positiv auf ihr Wohlbefinden auswirkt.

Weiterhin haben die Befragten ein großes Wissensspektrum über bestehende Unterstützungsangebote und können konkrete Vorschläge zur Verbesserung der Situation nennen.

Handlungsempfehlungen

Ausgehend von der Analyse der Ergebnisse und den Vorschlägen der Befragten konnten zahlreiche Handlungsempfehlungen erarbeitet werden. Diese beziehen sich insbesondere auf Veränderungen der strukturellen Rahmenbedingungen, aber auch auf eine Verbesserung der Zusammenarbeit mit den Flüchtlingsunterkünften. Zudem konnten Vorschläge zur Erweiterung des Fortbildungsangebotes gemacht werden, um die Ehrenamtlichen stärker zu unterstützen.

Diskussion und Fazit

Die vorliegende Arbeit zeigt das Bestehen eines hohen Bedarfes an Unterstützungsangeboten für Ehrenamtliche in der Flüchtlingshilfe.
Es konnte gezeigt werden, dass das Ehrenamt als Ressource genutzt werden kann, aber auch eine Vielzahl verschiedener Belastungen mit sich bringt, die durch Verbesserungsmaßnahmen verringert werden müssen.
Außerdem konnte festgestellt werden, dass weiterer Forschungsbedarf besteht, um mehr über die Situation der Ehrenamtlichen in der Flüchtlingshilfe herauszufinden.

Abstract

Background

The number of refugees who came to Europe and Germany have increased during recent years, especially since 2014.

During this new situation, which presents many new challenges, the government needs the support of volunteers. The number of people who work voluntarily in refugee relief has increased in this new situation; however the number of volunteers in other sectors stayed the same.

The flow of refugees had to be handled within a short period of time and the offers to support volunteers were not scientifically analyzed. Many new offers were developed without examining their efficiency first.

This thesis presents an analysis of the needs of volunteers in refugee relief and provides an overview of the effects on the volunteers' health.

Methods

In the context of this thesis, ten qualitative interviews with volunteers in refugee relief were performed. These interviews were based on a pre-prepared interview guideline and contained questions about different thematic categories. The main purpose was to identify the needs of the volunteers in dealing with refugees, and also to learn the health implications of this work.

For the examination of the interviews, all audio records were transliterated and categorized and analyzed based on the qualitative content analysis of Mayring.

Results

The analysis of the interviews suggested that the work undertaken by these volunteers is multilayered and differs between volunteers. The motivation and reasoning for the volunteers' willingness to be involved with refugee relief was also individual and divers.

The volunteers believe that their commitment will have a positive influence on their own well-being, although they are constantly exposed to various stressful and disruptive factors.

Furthermore, the volunteers have a broad knowledge about existing supporting offers and during the interviews, they discussed numerous ideas which could potential improve the situation.

Recommended Actions

By analyzing the results and the volunteers' suggestions for improvement, numerous recommended actions can be developed.

These are mostly improvements concerning the structural general conditions of the volunteers' work, but also recommendations to improve their co-operation with refugee camps.

With the aim to strengthen the volunteers' health, proposals to improve the existing offers in trainings for volunteers could be made.

Discussion and Conclusion

This thesis illustrates that the support for volunteers in refugee relief is in need of strengthening and enhancement in numerous areas.

It is evident that the voluntary commitment can be seen as a resource to assist volunteers, however this resource is exposed to numerous burdens which need to be addressed in order to further support the volunteers.

This thesis also suggests that there is a need for further studies within this academic area in order to better fulfill the needs and overall situation of the volunteers.

1 Einleitung

„*Wir haben so vieles geschafft – wir schaffen das!*“ – diese viel diskutierte Aussage traf Bundeskanzlerin Angela Merkel in Bezug auf die veränderte Flüchtlingssituation in Europa. Sie implizierte damit, dass Deutschland die Flüchtlingsströme bewältigen kann und die Integration von Flüchtlingen in die Gesellschaft gelingen wird (Die Bundesregierung, 2015).

Die Zahlen der Flüchtlinge weltweit sind in den letzten Jahren so hoch wie zuletzt in der Zeit nach dem zweiten Weltkrieg; obwohl nur ein eher geringer Teil dieser Menschen nach Europa und Deutschland flieht, steigen auch in der Bundesrepublik die Zahlen enorm an. In den Jahren 2014 und 2015 war die Anzahl der Flüchtlinge, die in Deutschland Asyl beantragten, besonders hoch (Han-Broich, 2015, S. 43f).

Diese neue Situation stellt die Bundesrepublik vor Herausforderungen, welche der Staat nicht alleine bewältigen kann. Somit wurde insbesondere im Jahr 2015 stark auf die Mithilfe von Ehrenamtlichen gesetzt. Es bildeten sich neue Initiativen und viele Menschen engagierten sich in verschiedenen Bereichen der Flüchtlingshilfe. Außerdem vergrößerten zahlreiche gemeinnützige Institutionen ihr Unterstützungsangebot für Ehrenamtliche. Aufgrund der fehlenden Zeit wurde nicht geprüft, welche Angebote tatsächlich angenommen werden und in welchem Themenbereich der größte Unterstützungsbedarf für Ehrenamtliche vorhanden ist. (ebd.).

Freiwilligenarbeit ist jedoch von hoher Bedeutung. Auf der einen Seite trägt sie dazu bei, dass die Flüchtlinge sowohl kurzfristig als auch auf lange Sicht gesehen erfolgreich integriert werden können. Auf der anderen Seite kann sie auch den Ehrenamtlichen selbst zu besserer Gesundheit und einer längeren Lebenserwartung verhelfen (BMFSFJ, 2011, S. 11). Um die Gesundheit der Ehrenamtlichen zu bewahren und sie vor Belastungen zu schützen, sollten die Freiwilligen vom Staat auf bestmögliche Art und Weise unterstützt werden.

Die vorliegende Arbeit soll dazu beitragen, fehlende Informationen zusammenzutragen, damit Ehrenamtliche von verschiedenen Stellen unterstützt werden können. Es sollte versucht werden, dass die Freiwilligen ihre Tätigkeit als eine Ressource nutzen können und die positiven Aspekte in der Arbeit gegenüber den negativen überwiegen. Die Arbeit soll einen Überblick darüber geben, welche Unterstützungsbedarfe für Ehrenamtliche sinnvoll sind; der Fokus liegt dabei auf der Verringerung der gesundheitlichen Belastungen, welche das Ehrenamt mit sich bringt.

Für den thematischen Einstieg wird ein theoretischer Hintergrund dargestellt, in dem zunächst die Flüchtlingssituation in Deutschland und anschließend der Bereich der ehrenamtlichen Arbeit thematisiert werden.

Der zweite Teil der Arbeit besteht aus einer Vorstellung des Gesamtprojektes und dem methodischen Teil der Untersuchung, in dem die Durchführung und Analyse der Befragungen erläutert werden.
Darauf folgen die Ergebnisdarstellung und daraus abgeleitete Handlungsempfehlungen und letztlich eine Diskussion der Ergebnisse sowie das Fazit.

2 Flüchtlingssituation in Deutschland

Dieses Kapitel gibt Aufschluss darüber, worin die Gründe in den steigenden Flüchtlingszahlen der vergangenen Jahre liegen. Diese sind besonders seit August 2015 stark angestiegen.
Für eine thematische Einführung wird im folgenden Kapitel zunächst der Begriff des Flüchtlings definiert. Anschließend wird die Entwicklung der globalen und bundesweiten Flüchtlingsbewegungen in den vergangenen Jahren detaillierter dargestellt.

2.1 Zum Flüchtlingsbegriff

Um den Begriff des Flüchtlings zu definieren, sollte zunächst eine Abgrenzung zu dem Begriff Migrant/in gezogen werden. Migranten/innen verlassen ihr Heimatland freiwillig mit dem Ziel, ihre Lebensbedingungen zu verbessern. Flüchtlinge hingegen sind „*aufgrund äußerer Einflüsse zur Flucht gezwungen*" (BMZ, o.J.).
Im allgemeinen Sprachgebrauch ist die Definition des Begriffs Flüchtling sehr weit gefasst: Flüchtlinge sind all diejenigen Menschen, die aufgrund von „*politischen, wirtschaftlichen oder ökologischen Gründen gezwungen sind, ihre Wohnsitze zu verlassen*". Diese Definition beinhaltet sowohl Binnenvertriebene, also Menschen, die innerhalb ihres Heimatlandes fliehen, als auch Menschen, die ihr Heimatland verlassen (Kroner / Palmberger, 2011, S. 85).
Im Abkommen über die Rechtsstellung der Flüchtlinge aus dem Jahr 1951, der sogenannten Genfer Flüchtlingskonvention, wird die Definition des Begriffs Flüchtling enger gefasst. Als Flüchtling wird eine Person bezeichnet, die „*aus der begründeten Furcht vor Verfolgung wegen ihrer Rasse, Religion, Nationalität, Zugehörigkeit zu einer bestimmten sozialen Gruppe oder wegen ihrer politischen Überzeugung sich außerhalb des Landes befindet, dessen Staatsangehörigkeit sie besitzt, und den Schutz dieses Landes nicht in Anspruch nehmen kann oder wegen dieser Befürchtungen nicht in Anspruch nehmen will*" (Genfer Flüchtlingskonvention, Art. 1a, Abs. 2).
Die 146 Vertragsstaaten dieses Abkommens haben sich dazu verpflichtet, Flüchtlingen Schutz zu gewähren. Dieser Schutz muss unabhängig von Rasse, Religion oder Herkunftslandes des Flüchtlings gewährt werden (Genfer Flüchtlingskonvention, Art. 3). Es liegt dabei

jedoch im Ermessen des jeweiligen Landes, wer von einem Staat als Flüchtling anerkannt wird (Han-Broich, 2012, S. 46).
Um in der Bundesrepublik Deutschland anerkannt zu werden, müssen Flüchtlinge einen Asylantrag stellen. Im Rahmen eines Asylverfahrens wird festgestellt, ob tatsächlich eine Verfolgung vorliegt (BMZ, o.J.)
Abhängig von der letztendlich anerkannten Fluchtursache ergibt sich für die Flüchtlinge ein bestimmter Rechtsstatus. Es gibt beispielsweise Asylberechtigte mit Niederlassungserlaubnis (rechtskräftig anerkannte Flüchtlinge) oder Flüchtlinge, bei denen die Abschiebung vorübergehend ausgesetzt wurde und deren Aufenthalt lediglich für eine begrenzte Zeit gestattet ist (Han-Broich, 2012, S. 46ff).
Je nach Status der Anerkennung erhalten die Flüchtlinge unterschiedliche Leistungen und Privilegien vom Staat (Han-Broich, 2012, S. 47); die Geflüchteten selbst sind gegenüber dem Aufnahmeland in der Pflicht, die dort geltenden Gesetze und Rechtsvorschriften einzuhalten (Genfer Flüchtlingskonvention, Art. 2).

2.2 Entwicklung der Flüchtlingsbewegungen

Aus dem Mittjahresbericht 2015 der UNHCR, welcher die Daten des Jahres 2014 analysiert, geht hervor, dass Ende des Jahres 2014 weltweit rund 59,5 Millionen Menschen auf der Flucht waren. Vermutlich ist diese Zahl im Jahr 2015 weiter gestiegen, sodass sie zum heutigen Zeitpunkt schätzungsweise bei über 60 Millionen liegt. Weiterhin berichtete die UNHCR darüber, dass seit Juni 2015 besonders viele Flüchtlinge über das Mittelmeer nach Europa einreisten und sich dadurch die Anzahl der Geflüchteten noch weiter erhöhen wird (UNHCR, 2015, S. 3). Aufgrund der Aktualität des Themas und der hohen Dunkelziffer sind jedoch keine konkreten Daten in diesem Bereich verfügbar.
In Deutschland wurden im Jahr 2015 476.649 Asylanträge gestellt, damit haben sich die Antragszahlen, welche im Vorjahr bei 202.834 lagen, mehr als verdoppelt. Die meisten Anträge im Jahr 2015 wurden in den Monaten Oktober (54.877 Anträge) und November (57.816 Anträge) gestellt (Bundesamt für Migration und Flüchtlinge, 2016, S. 4).
Im Januar und Februar des Jahres 2016 setzte sich der steigende Trend fort, die Antragszahlen lagen bei 52.103 beziehungsweise 67.797 Anträgen. Im März und April wurden jedoch rund 7.000 Anträge weniger gestellt als noch im Februar (Bundesamt für Migration und Flüchtlinge, 2016, S. 5).
Der Hauptgrund für den weltweiten Anstieg der Flüchtlingszahlen ist der Krieg in der Arabischen Republik Syrien. Doch auch die Konflikte in anderen Ländern wie Afghanistan, Somalia und dem Irak tragen zu erhöhten Flüchtlingszahlen bei (UNHCR, 2015, S. 4).
Dadurch ergibt sich, dass der Großteil der Geflüchteten weltweit aus Syrien kommt, danach folgen Afghanistan, Somalia und der Südsudan (UNHCR, 2015, S. 6). Die in Deutschland

ankommenden Flüchtlinge kommen ebenfalls zum größten Teil aus Syrien, danach folgen Afghanistan, der Irak und die Islamische Republik Iran (Bundesamt für Migration und Flüchtlinge, 2016, S. 8).
Der immense Anstieg der Flüchtlingszahlen stellt die Länder und Kommunen vor große Herausforderungen. An dieser Stelle ist das ehrenamtliche Engagement enorm wichtig; die ehrenamtlich Tätigen sollten die Hauptamtlichen unterstützend begleiten, damit die herausfordernde Situation gemeistert werden kann. Zudem fördert ehrenamtliches Engagement nicht nur die Integration der Flüchtlinge, sondern dient auch als Multiplikatorfunktion, indem die Ehrenamtlichen als Bindeglied zwischen Flüchtlingen und Aufnahmegesellschaft wirken (Han-Broich, 2015, S. 43-49).

3 Ehrenamtliche Arbeit

Die ehrenamtliche Arbeit in der Flüchtlingshilfe ist nur eingeschränkt vergleichbar mit ehrenamtlichen Tätigkeiten in anderen Bereichen. Der Großteil der Tätigkeiten in der ehrenamtlichen Flüchtlingshilfe findet in engem Kontakt mit Flüchtlingen statt, welche teilweise traumatisierende Erlebnisse durchlebt haben. Somit sind die Belastungen, unter denen einige Freiwillige leiden, stark an das Thema der Flüchtlingshilfe gebunden und sehr speziell im Vergleich zu anderen ehrenamtlichen Tätigkeiten.

Für den Einstieg in das Thema des Ehrenamtes wird in diesem Kapitel zunächst eine allgemeine Definition des Begriffs Ehrenamt dargestellt, darauf folgen statistische Daten zum Ehrenamt in Deutschland.

Im anschließenden Abschnitt werden verschiedenen Aufgaben aufgelistet, die in der Flüchtlingshilfe von Ehrenamtlichen übernommen werden und es werden Studien zum Einfluss des Ehrenamtes auf die Gesundheit der Ehrenamtlichen vorgestellt.

3.1 Definition des Begriffs Ehrenamt

Die Brockhaus Enzyklopädie definiert das Ehrenamt als *„die Wahrnehmung eines öffentl. Amtes bzw. einer soziale Aufgabe ohne Bezüge, ggf. mit Möglichkeiten zur Aufwandsentschädigung“* (Brockhaus, 2006, S. 504).
Der Ursprung des Wortes ist historisch das öffentliche Ehrenamt. Kriterien für den Begriff des Ehrenamtes sind demnach die unbesoldete Ausführung, die Rekrutierung durch eine Wahl oder durch Ernennung sowie der öffentliche Charakter der Tätigkeit (Winkler, 2011, S. 94).
Im allgemeinen Sprachgebrauch wird eine ehrenamtliche Tätigkeit häufig mit unbezahlter Arbeit gleichgesetzt. Diese Definition impliziert jedoch, dass auch Hilfen im Rahmen persönlicher Netzwerke, Selbsthilfe oder soziale Hilfe als Ehrenamt bezeichnet werden. Dies ist

allerdings nur richtig, wenn diese Arbeit in einem festen organisatorischen Rahmen stattfindet (Winkler, 2011, S. 95).
Ein Ehrenamt wird in der Regel neben der Berufstätigkeit ausgeführt; es dient auch im Falle der Zahlung einer Aufwandsentschädigung nicht zur Bestreitung des Lebensunterhalts (Winkler, 2011, S. 94).
In der Literatur werden Begrifflichkeiten wie Ehrenamt, bürgerschaftliches Engagement und Freiwilligenarbeit weitestgehend synonym verwendet, so wird auch in dieser Arbeit verfahren.

3.2 Statistische Daten zum Ehrenamt

In Deutschland hat freiwilliges Engagement einen hohen Stellenwert. Das BMFSFJ führt alle fünf Jahre Befragungen mit Ehrenamtlichen durch und stellt umfassende Daten zur Verfügung (BMFSFJ, 2010, S. 7).
Im Verlaufe der Jahre 1999 bis 2009 hat sich der Anteil der ehrenamtlich Engagierten von 34 Prozent (1999) auf 36 Prozent (2009) leicht erhöht. Stark gestiegen ist jedoch der Anteil derjenigen, die angaben, eventuell bereit zu sein, sich zu engagieren. Im Jahr 1999 lag dieser Anteil noch bei 16 Prozent, zehn Jahre später bereits bei 26 Prozent der Bevölkerung (BMFSFJ, 2010, S. 22).
Der größte Anteil von Freiwilligen, rund ein Drittel der Ehrenamtlichen, ist in den Bereichen Sport und Bewegung tätig. Nach den Daten von 2009 folgen darauf die Bereiche Kindergarten und Schule sowie Religion und Kirche. Auch im sozialen Bereich und in Kunst, Kultur und Musik engagieren sich viele Menschen (BMFSFJ, 2010, S. 18).
Die Untersuchung des BMFSFJ zeigt außerdem, dass Männer sich häufiger ehrenamtlich engagieren als Frauen: insgesamt 40 Prozent der Männer in Deutschland führen ein Ehrenamt aus, bei den Frauen hingegen liegt der Anteil bei 32 Prozent.
Im Jahr 2011 hat das BMFSFJ Daten zu dem Engagement älterer Menschen veröffentlicht. Da der Altersdurchschnitt derjenigen, die ihm Rahmen dieser Arbeit befragt wurden, mit 60,3 Jahren relativ hoch ist, werden auch diese Daten in Kürze vorgestellt[1].
Aus den Daten vom BMFSFJ ergibt sich, dass insbesondere die Altersgruppe der 50 – 64-Jährigen in starkem Maße ehrenamtlich engagiert ist. Der Prozentsatz liegt bei 37 Prozent im Jahr 2009, fünf Jahre vorher sogar bei 39 Prozent (BMFSFJ, 2011, S. 8).
Menschen im Alter zwischen 65 und 74 Jahren engagieren sich insgesamt weniger. Der Prozentsatz liegt hier bei 33 Prozent und ist innerhalb von zehn Jahren bis 2009 kontinuierlich um insgesamt 7 Prozent gestiegen. In der Altersgruppe derjenigen, die 75 Jahre und älter sind, ist das Niveau im Vergleich zur Gesamtbevölkerung eher gering: rund ein Fünftel der Hochbetagten engagiert sich ehrenamtlich (BMFSFJ, 2011, S. 8).

[1] Eine Übersicht der Altersverteilung der Befragten wird im Kapitel 5.2 dargestellt.

In den vorgestellten Daten des BMFSFJ sind die Ehrenamtlichen, die in der Flüchtlingshilfe tätig sind, nicht gesondert aufgeführt und es sind keine Untersuchungen zu speziell diesem Bereich vorhanden.
Einen Einstieg in dieses Thema gibt eine im Jahr 2014 durchgeführte Befragung zum Thema ehrenamtliche Flüchtlingshilfe. Es handelt sich um eine Untersuchung zu Strukturen und Motiven der ehrenamtlichen Flüchtlingsarbeit in Deutschland. Die ermittelten Ergebnisse sind zwar nicht repräsentativ, es können jedoch Tendenzen aufgezeigt werden (Karakayali / Kleist, 2015, S. 13).
Die Ergebnisse der Studie zeigen, dass in der Flüchtlingshilfe vermutlich größtenteils Frauen die Ehrenämter besetzen: der Anteil der weiblichen Befragten liegt bei 72,1 Prozent. Zudem stellten Karakayali und Kleist fest, dass Ehrenamtliche in der Flüchtlingshilfe über einen überdurchschnittlich hohen Bildungsstand verfügen. Auch der Anteil derjenigen Menschen mit Migrationshintergrund ist unter Ehrenamtlichen in der Flüchtlingshilfe höher als in der Gesamtbevölkerung (Karakayali / Kleist, 2015, S. 15 - 19).

3.3 Ehrenamtliche Tätigkeiten in der Flüchtlingshilfe

Die Tätigkeitsbereiche von Ehrenamtlichen, die in der Flüchtlingshilfe tätig sind, sind breit gefächert. Um einen Überblick über die einzelnen Tätigkeitsbereiche zu geben, werden an dieser Stelle beispielhaft die Aktivitäten, welche auf der Homepage des Vereins Bergedorfer für Völkerverständigung e.V., einem Verein für ehrenamtliche Flüchtlingshilfe, dargestellt. Die dargestellten Tätigkeiten überschneiden sich dabei mit den Einsatzbereichen von Helfern, die in anderen Vereinen tätig sind.
Aus der Homepage des Vereins Bergedorfer für Völkerverständigung e.V. ergibt sich, dass folgende Tätigkeitsbereiche bestehen:

- Begleitung zu Behördengängen und der Unterstützung bei der Wohnungssuche
- Patenschaften für Flüchtlingsfamilien oder Einzelpersonen
- Deutschunterricht in Erstaufnahmeeinrichtungen oder Folgeunterkünften
- Spiel- und Bastelangebote für Kinder
- Fahrradwerkstatt
- sportliche Aktivitäten in verschiedenen Sparten
- künstlerische Kreativangebote
- Organisation von Freizeitaktivitäten wie gemeinsamen Ausflügen zum Kennenlernen der Umgebung (Bergedorfer für Völkerverständigung, e.V., 2016)

Bei den im Rahmen der Arbeit durchgeführten Befragungen wurde zudem ein weiterer Aufgabenbereich genannt: die Tätigkeit als Vormund für unbegleitete minderjährige Flüchtlinge.

3.4 Ehrenamt und Gesundheit

Der Zusammenhang von Ehrenamt und Gesundheit wurde in verschiedenen Studien untersucht. Diese zeigten übereinstimmend, dass ein Ehrenamt einen positiven Effekt auf die Gesundheit von Ehrenamtlichen ausübt. So leiden diese Menschen weniger unter depressiven Symptomen und körperlichen Beeinträchtigungen; gleichzeitig fühlen sie sich vergleichsweise gesünder und zufriedener als Menschen, die kein Ehrenamt ausführen (Warner, 2009, S. 2).

Bei älteren Menschen zeigt sich dieser Effekt besonders ausgeprägt: mit zunehmenden Alter sinkt zwar die Zufriedenheit über den eigenen Gesundheitszustand, das eigene Gesundheitsempfinden ist insgesamt jedoch deutlich positiver als bei Menschen, die sich nicht ehrenamtlich engagieren. Gerade bei über 75-Jährigen sind die Unterschiede besonders hoch; insgesamt 35,7 Prozent der Befragten beschreiben ihren Gesundheitszustand als gut oder sehr gut. Wenn lediglich die Zahl der Befragten betrachtet wird, welche sich ehrenamtlich engagieren, liegt dieser Anteil bei 53,3 Prozent (BMFSFJ, 2011, S. 11).

In einer weiteren Studie konnte gezeigt werden, dass die Lebensdauer älterer Menschen steigt, wenn diese sich ehrenamtlich engagieren (Spritzer, 2006, S. 994ff). Der Grund hierfür könnte sein, dass diejenigen Menschen, die ein Ehrenamt ausführen, ihr soziales Netzwerk vergrößern und in ihrer Freizeit körperlich aktiver sind (Warner, 2009, S. 3).

Die Ausführung eines Ehrenamtes kann jedoch auch negative Effekte haben. Insbesondere Menschen, die sich in mehreren gemeinnützigen Organisationen gleichzeitig engagieren leiden häufig darunter, mehrere soziale Rollen ausfüllen zu müssen, ohne darauf ausreichend vorbereitet zu sein. Dies kann durch eine fachliche Vorbereitung und eine unterstützende Begleitung während der Dauer ihrer Tätigkeit verhindert werden (Warner, 2009, S. 4).

Laut Warner ist die Wahrscheinlichkeit, ein Burnout-Syndrom zu erleiden, bei Ehrenamtlichen höher als bei professionell Tätigen; dies gilt insbesondere für Menschen, die eine hohe emotionale Last tragen und die das Gefühl haben, wenig zum Guten verändern zu können. Auch für diejenigen Ehrenamtlichen, die sich nicht gut auf ihre Tätigkeit vorbereitet fühlen oder deren Erwartungen nicht erfüllt werden, besteht ein höheres Risiko für das Auftreten negativer Effekte (Warner, 2009, S. 5).

Insgesamt überwiegen jedoch die positiven Aspekte in der Freiwilligenarbeit. Diese sind vor allem dann zu sehen, wenn die Hilfe tatsächlich angenommen wird und wirkungsvoll ist. Dies ist die Grundvoraussetzung nicht nur für effektive Hilfe, sondern insbesondere für eine Zufriedenheit von Seiten der Ehrenamtlichen (Warner, 2009, S. 5f).

Bezüglich der Gesundheit von Ehrenamtlichen in der Flüchtlingshilfe wurde im Rahmen dieser Arbeit eine Literaturrecherche in verschiedenen Datenbanken und Bibliothekskatalogen (SpringerLink, PubMed, HAW Katalog, beluga Katalog) durchgeführt. Dabei wurden die Schlagwörter „Flüchtlingshelfer", „Ehrenamtliche", „Flüchtlingsarbeit", „Gesundheit", „Ge-

sundheitslage“, „Belastungen“ in verschiedenen Kombinationen verwendet. Die Suche ergab, dass bisher zum Gesundheitszustand von Ehrenamtlichen in der Flüchtlingshilfe keine wissenschaftlichen Studien vorhanden sind.
Dieses Ergebnis untermauert die Notwendigkeit der Durchführung von wissenschaftlichen Untersuchungen in diesem Bereich.

4 Vorstellung des Projekts

Diese Arbeit wurde im Rahmen eines Projektes zur Analyse der Unterstützungsbedarfe für Ehrenamtliche in der Flüchtlingshilfe erstellt. Das Projekt hat zum Ziel, die gesundheitlichen Auswirkungen des Ehrenamtes zu analysieren und Unterstützungsbedarfe für die Ehrenamtlichen herauszufiltern.
Es entstand durch die Initiative der Koordinatoren/innen des Vereins Bergedorfer für Völkerverständigung e.V., einem Verein für ehrenamtliche Flüchtlingshilfe. Diese hatten die Intention, zusätzliche Unterstützungsangebote für die Mitglieder des Vereins zu schaffen, da die steigenden Flüchtlingszahlen eine stärkere Belastung der Vereinsmitglieder mit sich bringen und der Verein es für wichtig erachtet, dass die Ehrenamtlichen die nötige Unterstützung erhalten. Vor der Schaffung weiterer Angebote war es jedoch notwendig, zunächst die Bedarfe der Ehrenamtlichen zu untersuchen, damit die Angebote auch tatsächlich nützlich sind und gut angenommen werden. Da zwischen dem Verein und dem Gesundheitsamt in Bergedorf eine enge Zusammenarbeit besteht, nahmen die Vereinsvorsitzenden Kontakt zum Bergedorfer Gesundheitsamt auf und unter Einbeziehung der HAW entstand das Projekt, welches insgesamt drei Bachelorarbeiten umfasst.

Die Durchführung einer Bedarfsanalyse ist bei der Planung eines Programmes sowohl im Bereich Gesundheitsförderung als auch in anderen Bereichen essentiell, um die Bedarfe einer Zielgruppe zunächst erkennen und messen zu können (McKenzie, Neiger, Thackeray, 2012, S. 72).
Der Begriff ‚Bedarf‘ ist definiert als die Diskrepanz zwischen den gegenwärtigen Umständen und einer erwünschten Situation. Ein Bedarf wird nicht nur von objektiv feststellbaren Faktoren, sondern auch individuellen, subjektiv empfundenen Kriterien beeinflusst. Diese verschiedenen Bedarfe sollten umfassend identifiziert werden, damit ein Programm entsprechend geplant werden kann. Der Prozess, während dessen die Bedarfe der Zielgruppe zunächst identifiziert und im Anschluss analysiert werden, wird als Bedarfsanalyse bezeichnet (McKenzie, Neiger, Thackeray, 2012, S. 72).
Die Durchführung einer Bedarfsanalyse sollte zudem sicherstellen, dass Planungsmittel an den richtigen Stellen eingesetzt werden und keine Ressourcen verschwendet werden (McKenzie, Neiger, Thackeray, 2012, S. 72).

Um herauszufinden, was die konkreten Bedarfe der Ehrenamtlichen sind und welche Angebote hilfreich sein könnten, wurden im Rahmen dieser Arbeit zehn in der Flüchtlingshilfe ehrenamtlich Tätige befragt. Durch die direkte Befragung war es möglich, Informationen von der Zielgruppe der Ehrenamtlichen selbst zu sammeln und die Bedarfe auf dem direkten Wege zu erkennen.
Um die Bedarfsanalyse umfassend durchzuführen, wurde zusätzlich zu der vorliegenden Arbeit noch eine zweite Bachelorarbeit von Valerie Borkel (ebenfalls Studentin der Gesundheitswissenschaften) verfasst. Im Rahmen dieser zweiten Arbeit wurden Befragungen mit hauptamtlich in der Flüchtlingshilfe Tätigen durchgeführt, welche beispielsweise in Flüchtlingsunterkünften oder Behörden arbeiten und das Ehrenamt koordinieren oder als Ansprechpartner/innen für Ehrenamtliche fungieren. Auch Ehrenamtliche, die koordinative Arbeiten in Vereinen oder Initiativen übernehmen, werden zu der Gruppe der sogenannten Professionellen gezählt (Borkel, 2016).
Durch die zweite Arbeit ist es möglich, den Blickwinkel auf die Situation der Ehrenamtlichen zu erweitern und es können weitere Unterstützungsbedarfe erfasst werden, da über die Professionellen die Bedarfe und der Gesundheitszustand der Ehrenamtlichen abgefragt wurde.

Im Anschluss an diese beiden Arbeiten ist noch eine dritte Befragung geplant. Hierbei wird es sich um eine quantitative Befragung handeln, bei der die Zielgruppe in einem größeren Umfang erreicht werden kann. Im Rahmen dieser Befragung können die Handlungsempfehlungen, welche in diesen ersten beiden Arbeiten gegeben werden, nochmals auf ihre Nützlichkeit überprüft werden. Zudem kann in einem größeren Rahmen abgefragt werden, ob die Ehrenamtlichen unter ähnlichen Belastungen leiden, welche endgültigen unterstützenden Maßnahmen für die Ehrenamtlichen sinnvoll sind und von welchen Institutionen sie durchgeführt werden sollten.

5 Methodisches Vorgehen

Die im Rahmen der Arbeit durchgeführte Studie wurde nach wissenschaftlichen Standards erstellt, welche in diesem Kapitel erläutert werden.

Dafür wird zunächst die Fragestellung der Arbeit vorgestellt, darauf folgen die Darstellung der Stichprobe und die Erläuterung des methodischen Vorgehens: Begründung der Interviewform, Beschreibung des Leitfaden-Aufbaus und der Interview-Durchführung. Abschließend wird erläutert, nach welchen Regeln die Befragungen transkribiert wurden und die Auswertungsmethode der qualitativen Inhaltsanalyse erklärt.

5.1 Fragestellung und Zielsetzung

Wie bereits in Kapitel 4 vorgestellt, wurde diese Arbeit erstellt, um Informationen darüber zu erhalten, welche Unterstützung Ehrenamtliche, die in der Flüchtlingshilfe tätig sind, benötigen. Im Fokus steht dabei die Analyse der Unterstützungsbedarfe von Ehrenamtlichen mit dem Schwerpunkt der Verbesserung der Gesundheit der Ehrenamtlichen.

Mit Hilfe der Arbeit soll die Leitfrage *„Wie können Ehrenamtliche in der Flüchtlingshilfe besser unterstützt werden und welche gesundheitlichen Auswirkungen hat das Ehrenamt?“* beantwortet werden.

Ziel dieser Arbeit ist es, einen Überblick über die bestehenden Ressourcen zu schaffen, herauszufinden, wie diese genutzt werden können, und zudem die Belastungsfaktoren herauszufiltern und Verbesserungsmöglichkeiten in diesem Bereich zu suchen. In den Handlungsempfehlungen können somit konkrete Vorschläge gemacht werden, in denen insbesondere herausgearbeitet werden soll, inwiefern der Verein Bergedorfer für Völkerverständigung e.V. die Vereinsmitglieder stärker unterstützen kann und welche Unterstützungsangebote vom Bergedorfer Gesundheitsamt sowie von anderen Institutionen geschaffen werden sollten.

Als Datengrundlage wurden dafür die Transkripte der Befragungen verwendet, die für diese Arbeit mit Ehrenamtlichen durchgeführt wurden.

5.2 Stichprobe

Im Rahmen der vorliegenden Arbeit wurden zehn Ehrenamtliche befragt. Die Akquise der Interviewpartner/innen wurde durch das Gesundheitsamt in Hamburg-Bergedorf durchgeführt. Dafür wurde ein Rundschreiben an zahlreiche Initiativen und Vereine, welche im Bereich der Flüchtlingshilfe aktiv sind, verschickt. Zunächst beschränkte sich die Akquise auf den Bereich Hamburg-Bergedorf, das Gebiet wurde dann jedoch ausgeweitet insgesamt, um eine ausreichende Zahl an Ehrenamtlichen für Interviews zu finden; letztendlich kontaktierten zehn Freiwillige die Interviewerin.

Da die Teilnehmenden sich freiwillig und aus eigenem Antrieb gemeldet haben und keine zufällige Stichprobe aus der Grundgesamtheit gezogen wurde, können die Daten nicht repräsentativ verwendet werden. Die Ergebnisse sind jedoch als Tendenz und Richtungsweiser zu sehen.

Die regionale Aufteilung der Befragten verteilt sich auf den gesamten Bereich der Hansestadt Hamburg. Der Großteil der Befragten (n=7) ist im Rahmen der Arbeit des Vereins Bergedorfer für Völkerverständigung e.V. in Flüchtlingsunterkünften in der Region Bergedorf tätig. Die anderen drei Interviewten sind ebenfalls über Vereine organisiert und engagieren sich in Unterkünften in unterschiedlichen Stadtteilen Hamburgs.

Von den zehn befragten Personen sind sieben weiblich und drei männlich. Das durchschnittliche Alter der Befragten lag bei 60,3 Jahren mit einer Spannweite von 15 Jahren; die Befragten sind zwischen 54 und 69 Jahren alt[2].

Die Hälfte der Befragten gab an, berentet oder pensioniert zu sein, zwei Interviewte arbeiten als Angestellte, zwei sind selbstständig tätig und eine Befragte ist arbeitslos.

Zum Familienstand kann festgestellt werden, dass sechs Befragte verheiratet sind, zwei Befragte sind geschieden und zwei ledig.

5.3 Das qualitative Leitfaden-Interview

In der qualitativen Forschung werden Daten mithilfe von Erzählungen oder Leitfadeninterviews gesammelt. Da in diesem Fall eine Fragestellung zu einem konkreten Thema beantwortet werden soll, ist ein Leitfadeninterview die geeignete Methode (Mayer, 2013, S. 37).

Bei Leitfadeninterviews handelt es sich um eine sogenannte semi-strukturierte Erhebungsform (Misoch, 2015, S. 65). Diese Art des Interviews zeichnet sich dadurch aus, dass ein Leitfaden dem Gespräch zugrunde liegt und die Befragten frei antworten können. Dabei muss die Reihenfolge der Fragen nicht strikt eingehalten werden, der Leitfaden dient vielmehr als Steuerungs- und Strukturierungshilfe (Mayer, 2013, S. 37). Inhaltlich sollten im Leitfaden alle Themenbereiche abgedeckt sein, die im Interview behandelt werden sollen (Misoch, 2015, S. 66).

Das Ziel eines Leitfadens ist die inhaltliche Steuerung des Erhebungsprozesses. Ein Leitfaden sichert die Vergleichbarkeit der erhobenen Daten ab, lässt jedoch gleichzeitig ausreichend Raum für neue Erkenntnisse (Misoch, 2015, S. 66).

Der für die Befragungen verwendete Leitfaden ist im Anhang A dieser Arbeit angefügt.

5.4 Aufbau des Leitfadens

Ein Interviewleitfaden sollte zunächst verschiedene Kriterien der qualitativen Forschung erfüllen. Leitfäden müssen eine Offenheit beinhalten, das heißt, dass *„keine vorab festgelegten Hypothesen geprüft werden sollen, sondern das Ziel darin liegt, subjektive Erlebnisse, Handlungen und Einstellungen und deren Bedeutung für das Individuum zu analysieren“* (Misoch, 2015, S. 66).

Zudem gilt das Prinzip der Prozesshaftigkeit, welches besagt, dass Aussagen der Untersuchten nicht statistisch, sondern vielmehr als ein prozesshafter Ausschnitt der Realität, erfasst werden sollen (Misoch, 2015, S. 67).

[2] Im Vergleich zu dem Durchschnittsalter von Ehrenamtlichen ist das Alter der Befragten dieser Studie relativ hoch – diese Auffälligkeit wird im Rahmen dieser Arbeit nicht weitergehend analysiert. Es wurde jedoch festgestellt, dass das Durchschnittsalter und der daraus resultierende hohe Anteil an berenteten Personen einen Einfluss auf die Motive zum Engagement haben kann. Die Motivation wird im Kapitel 6.2 näher erläutert.

Das dritte Grundprinzip in der qualitativen Forschung ist das Prinzip der Kommunikation. Dieses beinhaltet den Ansatz, dass in der qualitativen Forschung Daten mithilfe von Kommunikation, insbesondere zwischen Interviewer/in und Befragtem/r, gewonnen werden. Dafür müssen verschiedene Aspekte beachtet werden, wie beispielsweise eine Anpassung an das Sprachniveau des/der Befragten und die Verständlichkeit der Fragen (Misoch, 2015, S. 67f). Weiterhin sollte ein Fragebogen eine gewisse Struktur aufweisen. Diese Struktur besteht aus vier aufeinander folgenden Interviewphasen (Misoch, 2015, S. 68).

1. Das Interview beginnt zunächst mit einer „Informationsphase", in der die Befragten über die Studie und die vertrauliche Behandlung informiert werden (Misoch, 2015, S. 68). In den durchgeführten Interviews stellte die Interviewerin sich zunächst vor und legte anschließend dar, wie das Projekt entstanden ist, in welchem Rahmen es durchgeführt wird und wer die Kooperationspartner sind. Zudem wurde im Vorlauf des Interviews von den Befragten eine Einverständniserklärung unterzeichnet, die unter anderem die Zustimmung zur Aufnahme der Interviews beinhaltete[3].
2. Die darauf folgende „Aufwärmphase" dient einem erleichterten Einstieg in die Interviewsituation für die Befragten. Dafür wird eine Frage gestellt, die möglichst offen ist und den Interviewten die Unsicherheit nimmt. Während dieser Phase ist es besonders wichtig, eine offene und vertrauensvolle Gesprächssituation zu schaffen (Misoch, 2015, S. 68). Für diesen inhaltlichen Einstieg wurden die Befragten gebeten, ihre ehrenamtliche Tätigkeit zu beschreiben. Um sicherzustellen, dass bestimmte Aspekte genannt wurden, fragte die Interviewerin, falls noch nicht genannt, nach dem Umfang, dem Ort, der Zielgruppe und der Dauer der Tätigkeit. Auch die Motivation aufgrund derer die ehrenamtliche Tätigkeit begonnen wurde, wurde abgefragt.
3. Während der „Hauptphase" des Interviews werden die eigentlich relevanten Themen behandelt. Dafür können Fragen deduktiv sein, also schon aus dem Vorwissen heraus entwickelt, oder induktiv, sodass neue Informationen gesammelt werden können. Es sollte darüber hinaus eine Strukturierung anhand einzelner Themenbereiche vorgenommen werden (Misoch, 2015, S. 68f). Die Hauptphase begann in den durchgeführten Interviews zunächst mit den Fragen nach positiven und negativen Aspekten des Ehrenamtes sowie deren Auswirkungen auf die eigene Gesundheit. Auch besonders belastende Situationen im Ehrenamt wurden abgefragt. Anschließend wurden die Interviewten dazu befragt, wie diese belastenden Situationen verbessert werden könnten und welche Art von Unterstützung gewünscht wird. Dabei wurde auch der Wissensstand der Befragten bezüglich vorhandener Unterstützungsmöglichkeiten abgefragt.
4. Die „Abschlussphase" beendet das Interview. Es findet eine Reflektion des Gesprächs statt, zudem werden die Befragten aufgefordert, bislang unerwähnte Themen anzu-

[3] Ein Muster der verwendeten Einverständniserklärung ist dieser Arbeit im Anhang B angefügt.

sprechen. Durch die abschließende Phase wird die Interviewsituation beendet und die Interviewten aus dieser Situation herausgeführt (Misoch, 2015, S. 69). In der Abschlussphase wurden die Interviewten dazu befragt, was sie gerne an ihrer ehrenamtlichen Tätigkeit verändern würden. Diese Frage diente der Überprüfung, ob alle relevanten Bereiche abgedeckt wurden, da so für die Befragten die Möglichkeit bestand, auch neue Informationen einzubringen. Anschließend wurde den Interviewten die Möglichkeit gegeben, Fragen zu stellen oder weitere Informationen hinzuzufügen. Das Gespräch wurde beendet mit der Abfrage soziodemographischer Daten und einem Dank für das Interview.

5.5 Durchführung der Befragungen

Nicht nur im inhaltlichen Aufbau des Interviews, sondern auch bei den äußeren Gegebenheiten während der Durchführung der Befragung sollten gewisse Regeln eingehalten werden. So sollten die Befragten sich in der Interviewsituation wohlfühlen; dieses Wohlgefühl kann durch äußere Einflüsse wie Licht, Wärme und Einrichtung des Raumes geschaffen werden. Zudem sollte eine ruhige Atmosphäre vorhanden sein und die Anwesenheit Dritter vermieden werden, um einen Einfluss auf die Antworten der Befragten zu vermeiden (Diekmann, 2007, S. 468f).

Auch von Seiten der/des Interviewenden sollte beachtet werden, dass Fragen neutral formuliert werden und Suggestivfragen vermieden werden, um Fehlerquellen zu verringern (Diekmann, 2007, S. 449).

Die Durchführung der Interviews fand größtenteils bei den Befragten zuhause statt. Dabei wurde schon bei der Terminvereinbarung von der Interviewerin darauf hingewiesen, dass eine ungestörte Atmosphäre wünschenswert ist.

Zwei Interviews wurden zudem im Gesundheitsamt Bergedorf durchgeführt und eine in einem Gruppenraum der Flüchtlingsunterkunft, in dem der Deutschunterricht stattfindet und der zum Interviewzeitpunkt nicht anderweitig genutzt wurde.

Die Interviews dauerten zwischen 20 Minuten und 39 Minuten und hatten eine durchschnittliche Länge von 27 Minuten.

5.6 Transkription

Für die Transkription der Interviews wurde das Prinzip eines Grundtranskriptes, also eines einfachen wissenschaftlichen Transkriptes verwendet. Diese Methode wird angewandt, wenn die Analyse basierend auf dem Inhalt des Gespräches stattfindet. Dafür wird bei der Transkription die Gesprächssituation zwar wortgetreu abgebildet, zur Vereinfachung wird jedoch die Sprache leicht geglättet. Grammatikalisch falscher Satzbau oder fehlerhafte Ausdrücke werden bei der Transkription beibehalten (Fuß / Karbach, 2014, S. 61).

Darüber hinaus gibt es für die Transkription von qualitativen Interviews keine einheitliche Regelung, vielmehr besteht eine Vielzahl unterschiedlicher Transkriptionsregeln. Diese wurden von verschiedenen Experten/innen entwickelt und modifiziert; die drei gängigsten Modelle sind die Transkriptionsregeln nach Kuckartz, Bohnsack und Schütze (Fuß / Karbach, 2014, S. 27).

Da die Methode von Kuckartz insbesondere für die inhaltsanalytische Erfassung von Daten vorgesehen ist, wurde diese Transkriptionsmethode verwendet. Diese Methode umfasst unter anderem die folgenden Regeln:

- Das Interview wird wörtlich transkribiert, Dialekte werden in Hochdeutsch übertragen.
- Die Sprache wird leicht geglättet, der Satzbau wird jedoch beibehalten, auch wenn er fehlerhaft ist.
- Zustimmende Lautäußerungen der Interviewerin werden nur transkribiert, wenn sie den Redefluss der befragten Person unterbrechen.
- Störungen und Lautäußerungen der befragten Person werden in Klammern notiert.
- Alle Angaben, die Rückschlüsse auf bestimmte Personen zulassen, werden anonymisiert (Kuckartz, 2014, S. 136).

Die Zeichensetzung erfolgte nicht nach grammatikalischen Regeln, sondern wurde an die Intonation der jeweils sprechenden Person angepasst, um den Informationsverlust möglichst gering zu halten (Fuß / Karbach, 2014, S. 54f).

Um die beteiligten Personen in dem Interview eindeutig zu kennzeichnen, sollte eine einheitliche Personenbezeichnung gewählt werden. Diese dient zudem der Anonymisierung beziehungsweise Pseudonymisierung der interviewten Personen (Fuß / Karbach, 2014, S. 76). In den vorliegenden Interviews wurden die interviewten Personen mit einer durchlaufenden Kodierung bestehend aus einem Buchstaben und der laufenden Nummer des Interviews bezeichnet (beispielsweise A01 oder B02). Die Interviewerin wurde mit den Initialen BF gekennzeichnet.

Für die Transkription wurde die Software ExressScribe verwendet.

5.7 Auswertung: Qualitative Inhaltsanalyse

Die Auswertung qualitativer Interviews, welche basierend auf den transkribierten Interviews durchgeführt wird, hat zum Ziel, Gemeinsamkeiten in den Interviewtexten herauszuarbeiten. Für die Auswertung gibt es verschiedene Verfahren und Modelle, in dieser Arbeit wurde die qualitative Inhaltsanalyse nach Mayring gewählt (Mayer, 2013, S. 47).

In diesem Verfahren wird das Material in kleinere Einheiten unterteilt und bearbeitet. Die einzelnen Einheiten werden mithilfe eines Kategoriensystems, welches am Material entwickelt wird, systematisch analysiert (Mayring, 2016, S. 114).

Für die Auswertung wird zunächst das Material so weit reduziert, dass wesentliche Inhalte erhalten bleiben und ein Abbild des Grundmaterials geschaffen wird (inhaltsanalytische Zusammenfassung). Das Material wird dann durch deduktive und induktive Kategorienbildung in Themenblöcke unterteilt. Deduktive Kategorien werden anhand des Gegenstands der Analyse, also beispielsweise mithilfe des Leitfadens gebildet. Induktive Kategorien hingegen werden aus dem Material abgeleitet. So wird also eine neue Kategorie definiert, sobald eine passende Textstelle dies erfordert. Wenn im weiteren Verlauf Textstellen zum gleichen Thema gefunden werden, so werden diese derselben Kategorie zugeordnet. Im Verlauf der Analyse müssen die Kategorien immer wieder überprüft und bearbeitet werden, sodass keine Überlappungen entstehen und es einen logischen Zusammenhang von Textstelle und Kategorie gibt (Mayring, 2016, S. 115ff).

In dieser Arbeit wurden die deduktiven Kategorien mithilfe des Interviewleitfadens gebildet. Diese Kategorien bestehen aus der Beschreibung der Tätigkeiten, den Gründen für das Engagement, den positiven und negativen Aspekten des Ehrenamtes und dem Umgang mit Belastungen. Zudem wurde die Kategorie Verbesserungswünsche und Vorschläge deduktiv gebildet.

Die Unterkategorien davon sind als induktive Kategorien entstanden und wurden anhand des transkribierten Textmaterials entwickelt. Eine Übersicht darüber ist im Anhang C dieser Arbeit abgebildet. Diese Abbildung zeigt die schlussendlich verwendeten Kategorien und deren Definition; im Laufe der Auswertung und Kodierung des Materials fand ein Entwicklungsprozess statt, in dessen Verlauf sich die Bezeichnung der Kategorien und deren Beziehung zueinander stetig veränderte.

Zur Unterstützung der Auswertungsarbeit wurde das Auswertungsprogramm MAXQDA verwendet. Diese Software führt keine automatische Analyse durch, sondern stellt Werkzeuge zur Verfügung, mit denen die Daten systematisch untersucht werden können. So können die einzelnen Kategorien in das Programm eingepflegt werden und Textabschnitte den Kategorien zugeordnet werden. Anschließend können von der Software Tabellen und Listen von Textstellen und einzelnen Wörtern erstellt werden, um die Auswertung der Daten zu vereinfachen und den Vorgang zu beschleunigen (Kuckartz, 2005, S. 13ff).

6 Ergebnisse der Befragung

Im folgenden Kapitel sind die Ergebnisse der durchgeführten Befragung aufgeführt, welche auf Grundlage der qualitativen Inhaltsanalyse entwickelt wurden. Zunächst werden dabei die Tätigkeiten, welche die Befragten ausführen, detailliert beschrieben. Darauf folgt eine Erläuterung der Beweggründe und Motivationen für das Engagement der Ehrenamtlichen; zusätzlich werden die positiven Aspekte beziehungsweise Ressourcen, welche die Befragten aus

dem ehrenamtlichen Engagement schöpfen, aufgeführt. Darüber hinaus folgt eine Analyse der negativen Aspekte und Belastungen unter denen die Interviewten leiden.
Im letzten Abschnitt des Kapitels wird dargestellt, wie die Befragten mit den Belastungen umgehen, über welches Wissen sie in diesem Themenbereich verfügen und welche persönlichen Bewältigungsstrategien sie bereits haben. In diesem Zusammenhang werden dann auch Verbesserungsvorschläge und Wünsche der Befragten aufgeführt und analysiert.
Der Aufbau der Ergebnisdarstellung erfolgt nach einem einheitlichen Muster: Zur deutlicheren Veranschaulichung wird die jeweilige Auswertungskategorie dargestellt und kurz beschrieben und anhand eines Ankerbeispiels, also eines Zitats aus dem transkribierten Interviewmaterial, erläutert.

6.1 Beschreibung der Tätigkeiten

Die Tätigkeiten in der ehrenamtlichen Flüchtlingshilfe sind sehr vielschichtig und nahezu alle Befragten gaben an, sich nicht nur in einem, sondern in unterschiedlichen Aufgabengebieten zu engagieren.
Die folgende Tabelle, in der die von den Befragten genannten Tätigkeitsbereiche aufgelistet sind, stellt die Vielfalt dieser Aufgaben vor.

Tabelle 1: Tätigkeiten der Befragten (Quelle: eigene Darstellung)

Bezeichnung der Tätigkeit	Beschreibung der Tätigkeit	Anzahl der Nennungen
Deutschunterricht	Ehrenamtliche führen in den Flüchtlingsunterkünften Deutschunterricht auf Anfängerniveau durch; die Gruppengröße variiert dabei.	4
Patenschaft für Familien	Die Patenschaft für eine Flüchtlingsfamilie beinhaltet die Unterstützung der Familie bei alltäglichen Problemen und bei der Wohnungssuche.	4
Vormundschaft für unbegleitete minderjährige Flüchtlinge	Einige Ehrenamtliche werden vom Gericht zu offiziellen Vormündern erklärt und übernehmen die Verantwortung für einen Mündel.	3
Behördenbegleitung	Diese Tätigkeit umfasst die Begleitung der Flüchtlinge zu verschiedenen Behördengängen zur Unterstützung und zum Übersetzen.	3
persönliche Unterstützung	Einige Ehrenamtliche haben keine feste Patenschaft, sondern unterstützen einzelne Flüchtlinge bei der Bewältigung des Alltags und der Lösung von aufkommenden Problemen.	3
Kleiderkammer	Die Arbeit in einer Kleiderkammer beinhaltet das Sortieren von Kleidung sowie die Ausgabe an Flüchtlinge.	2

Aufbau einer Initiative/eines Vereins[4]	Bei der Neugründung eines Vereins fallen verschiedene organisatorische Aufgaben an, die von Ehrenamtlichen übernommen werden.	2
Teestube/Café	In vielen Flüchtlingsunterkünften führen Ehrenamtliche regelmäßige Cafés oder Teestuben durch, bei denen ein Begegnungsraum geschaffen wird und Gespräche geführt werden.	1
Kinderbetreuung	Die Kinderbetreuung findet in der Regel in Flüchtlingsunterkünften statt; die Anzahl der teilnehmenden Kinder variiert von einem Termin zum nächsten.	1

Einige Befragte gaben jedoch auch an, sich nicht nur in festgelegten Tätigkeiten zu engagieren, sondern auch dort, wo gerade Hilfe benötigt wird; dies sind in der Regel kurzzeitige Tätigkeiten wie die einmalige Begleitung zu Behörden oder die Organisation von Veranstaltungen und Ausflügen.

Einsatzorte

Die Einsatzorte der Befragten sind ebenfalls sehr vielfältig. Einige Befragte gaben an, in Zentralen Erstaufnahmeeinrichtungen tätig zu sein, der Großteil der Interviewten hingegen arbeitet in Folgeunterkünften.

Alle Befragten berichteten übereinstimmend, dass sich die Unterkünfte, in denen sie ihr Ehrenamt ausführen, in geringer Entfernung ihres Wohnortes befinden.

Umfang

Der wöchentliche Umfang des Ehrenamtes bei den Befragten hat eine hohe Spannweite. Eine Befragte gab an, pro Woche eine feste Stundenanzahl von drei bis vier Stunden beschäftigt zu sein, ein anderer Befragter sagte, dass er sich fast 18 Stunden wöchentlich ehrenamtlich in der Flüchtlingshilfe engagiere.

Zudem konnten nicht alle Befragten den Umfang ihrer Tätigkeit einschätzen, da sie angaben, dass die wöchentliche Stundenanzahl der Tätigkeiten stark variiert: *„Das ist natürlich unterschiedlich, ich würde mal sagen, es sind so im Moment vier bis sechs Stunden, es gab aber auch schon Wochen, [...] wir betreuen da eine Gruppe von volljährig gewordenen Flüchtlingen, da war die erste Woche, da waren wir irgendwie vierzig Stunden unterwegs“* (Interview A, 2016, S. 2, Zeile 38-42).

Beim Umfang der Tätigkeit sollte ebenfalls berücksichtigt werden, dass einige Befragte angaben, für die Flüchtlinge immer erreichbar zu sein. Besonders bei denjenigen, die Flüchtlin-

[4] Die Vereinigungen zur Flüchtlingshilfe, denen die Befragten angehören, sind teilweise als Initiative, in anderen Stadtteilen als Verein organisiert. Zur Vereinheitlichung wird im folgenden Text von Vereinen gesprochen, dieser Begriff umfasst jedoch auch andere organisatorische Zusammenschlüsse.

ge in Form einer Vormundschaft oder Patenschaft betreuen, findet die Kommunikation über Anrufe, WhatsApp-Nachrichten oder SMS statt und so ergeben sich eine ständige Erreichbarkeit und häufiger Kontakt zu den Flüchtlingen.

Dauer der Tätigkeit

Die Dauer der Tätigkeit variiert ebenfalls stark. Eine Befragte gab an, erst seit sechs Wochen Vormund zu sein, andere Befragte sind bereits seit 2013 in der Flüchtlingshilfe aktiv. Die überwiegende Mehrheit der Befragten engagiert sich jedoch seit einem bis zwei Jahren im Bereich der Flüchtlingshilfe.

Weiterhin gaben viele Befragte an, schon vor dem Einstieg in die Flüchtlingsarbeit in anderen Bereichen ehrenamtlich und politisch aktiv gewesen zu sein. Dieses vorherige Engagement habe schließlich dazu geführt, dass in einer Flüchtlingsunterkunft Kontakte geknüpft wurden und eine regelmäßige und verbindliche Aufgabe übernommen wurde.

6.2 Gründe für das Engagement

In Bezug auf die Gründe für das Engagement sollte unterschieden werden zwischen dem konkreten Anlass für den Beginn der ehrenamtlichen Tätigkeit einerseits und der Motivation beziehungsweise dem Beweggrund zum Engagement, welcher teilweise schon lange Zeit vorher bestand, andererseits.

Die Anlässe für den Beginn der Tätigkeit lagen größtenteils in der persönlichen Ansprache durch Bekannte, die selbst in der Flüchtlingshilfe tätig sind. Eine Befragte berichtete, wie sie dazu kam, ein Ehrenamt zu beginnen: „[...]*über eine ja gute Bekannte oder Freundin, die mir gesagt hat, dass sie hier eben die Betreuung der Flüchtlinge, sich hier engagieren wollte und ob wir nicht den Kurs zusammen machen*“ (Interview E, 2016, S. 1, Zeile 15ff).

Doch auch über die Öffentlichkeitsarbeit des jeweiligen Vereines kamen einige Befragte dazu, eine ehrenamtliche Tätigkeit aufzunehmen. „[...]*und dann hörte ich, dass in diesem Verein jemand gesucht wurde, der organisatorisch vielleicht mit einsteigt und war dann da bei einer Versammlung und dann kam eins zum anderen, zack zack stürzten Dinge auf mich ein und dann habe ich halt ja gesagt*“ (Interview A, 2016, S. 2, Zeile 49ff).

Bei der Motivation und den Gründen für das Engagement spielt bei vielen der Befragten die aktuelle Lebenssituation eine Rolle[5]. Mehrere Befragte berichteten, dass sie sich auch aufgrund ihrer derzeitigen Lebenssituation, also dem Erwachsenwerden der Kinder oder dem Einstieg in das Rentenalter, für die Aufnahme eines Ehrenamtes entschieden haben. Einer der Befragten sagte beispielsweise: „[...]*die Kinder sind aus dem Haus, die Familie braucht*

[5] Hier sollte erneut das mit 60,3 Jahren relativ hohe Durchschnittsalter betrachtet werden. Die Hälfte der Befragten ist pensioniert oder berentet und befindet sich damit in einer anderen Lebenslage als andere jüngere Personengruppen.

jetzt meine Unterstützung nicht mehr, die sind alle erwachsen und von daher habe ich gesagt, okay, bevor ich mich zuhause langweile mache ich das halt" (Interview G, 2016, S. 2, Zeile 48ff).

Hinzu kommen auch andere Aspekte, die ausschlaggebend für den Beginn des Ehrenamtes waren. Einige Befragte gaben an, eine Art helfende Persönlichkeit zu haben. Sie waren schon vorher in anderen Bereichen ehrenamtlich tätig und es ist ihnen ein wichtiges Anliegen, andere Menschen zu unterstützen. „*Also ich muss dazu sagen, ich bin schon immer, ich bin eigentlich so aufgewachsen. Ich habe schon immer ehrenamtlich irgendwelche Tätigkeiten übernommen. Ich habe in der Kirche auch was gemacht, sei es Küsterdienst oder was weiß ich. Also immer wenn irgendwie was zu machen ist*" (Interview J, 2016, S. 3, Zeile 88-91).

Auch die Möglichkeit, an der Gestaltung der Gesellschaft mitzuwirken hat zwei Befragte dazu gebracht, sich freiwillig in der Flüchtlingshilfe zu engagieren. „*Naja, ich war der Flüchtlingshilfe immer schon verbunden und auch insofern, also ich bin schon vor Jahren aktiv auch in politischen Zusammenhängen*" (Interview A, 2016, S. 2, Zeile 57f). Ein gewisses Maß an Eigennützigkeit spielte dabei teilweise auch eine Rolle: „*Also zum Teil ist es schon auch so, ich glaube, das ist bei allen so, die sowas machen, dass es natürlich auch irgendwie guttut, gebraucht zu werden. Jeder Mensch will ja gebraucht werden*" (Interview F, 2016, S. 5, Zeile 151ff).

Mehrere Befragte gaben zudem an, sich aus einem Pflichtbewusstsein heraus für die Aufnahme eines Ehrenamtes entschieden zu haben. Sie berichteten, das Gefühl zu haben, sich in einer privilegierten Situation zu befinden und daraus eine soziale Verpflichtung gegenüber anderen haben. „*Also das hatte ich auch so in der Vorstellung gehabt, wenn ich pensioniert bin, könnte ich mich ja da revanchieren*" (Interview E, 2016, S. 2, Zeile 39f). „*Dass ich mich sozial verpflichtet fühle, also, dass es mir über die Maßen gut geht eigentlich mit meiner wirtschaftlichen Wohn- und sonstigen Situation und Lebenssituation. Dass ich denke, dass ich mich darauf nicht ausruhen kann*" (Interview H, 2016, S. 2, Zeile 38ff).

Letztlich berichtete eine Befragte auch von einem persönlichen Bezug; sie schilderte, dass ihre Eltern selbst Flüchtlinge waren und sie vermutet, dass in ihrem Unterbewusstsein diese Tatsache ebenfalls in die Entscheidung ein Ehrenamt aufzunehmen einfloss.

Insgesamt engagieren sich die Befragten also größtenteils aus persönlichen Gründen wie ihrer derzeitigen Lebenssituation und aus einer für sie selbstverständlichen Hilfsbereitschaft anderen Menschen gegenüber.

6.3 Positive Aspekte und Ressourcen des Ehrenamtes

An diesem Punkt sollte zunächst festgehalten werden, dass alle Befragten ihr Ehrenamt als insgesamt positiv sehen und das Gefühl haben, dass sich ihr Wohlbefinden durch die Tätigkeit verbessert.

Individueller Mehrwert

Besonders positiv ist für den Großteil der Befragten der individuelle Mehrwert, den sie von dieser Arbeit haben. Beispielhaft sind an dieser Stelle die beiden folgenden Aussagen: *„Also ich denke mal, jetzt konkret die Arbeit mit den Menschen, die gibt natürlich eine Menge zurück“* (Interview A, 2016, S. 3, Zeile 71f). *„Man bekommt so viel, von so vielen Menschen, [...] die einem dann auch was zurückgeben, wenn man etwas tut. Auch wenn das gar nicht gesagt wird. Aber es ist einfach so vom Gefühl her ist es unglaublich“* (Interview J, 2016, S. 3, Zeile 92-95).

Sinnhaftigkeit

Die Befragten schilderten zudem, dass sie das Gefühl haben, mit ihrem Ehrenamt eine sinnvolle Aufgabe gefunden zu haben. Diese Sinnhaftigkeit ist ihnen wichtig und vermittelt ihnen ein gutes Gefühl. *„Und das war mir wichtig, dass ich was vernünftiges, nützliches mache, wo auch sage ich mal, wo ich ja auch sage ich mal geistig fit bleibe“* (Interview C, 2016, S. 3, Zeile 87ff). Somit haben die Ehrenamtlichen das Gefühl, mit ihrer Arbeit etwas zu bewegen und einzelnen Personen auf direktem Wege helfen zu können. *„[Was mir gefällt], das ist eben das, dass ich etwas tun kann, dass ich wirklich zwar diese Not und diese Verzweiflung und diese Kriege und das alles sehe und sage gut, ich trage das irgendwo mit und ich kann einen ganz, ganz kleinen Teil dazu beitragen, dass Verzweiflung und dass diese Dinge eben ja, ausgehalten werden können“* (Interview J, 2016, S. 3, Zeile 98-101).
Ein weiterer Aspekt für einige Befragte ist die Möglichkeit zur Mitgestaltung der Gesellschaft. Eine Befragte berichtete: *„Und ich habe immer gedacht, das ist für mich die super Möglichkeit, um so eine politische Grundsatzhaltung mit persönlichen Bindungen zusammen zu bringen“* (Interview F, 2016, S. 3, Zeile 101ff).

Bestätigung von Anderen

Außerdem erfreut die Befragten nicht nur die Bestätigung für sich selbst, sondern auch der Zuspruch, den sie von anderen Menschen bekommen: *„das hat ja auch was damit zu tun, dass man ein Feedback bekommt irgendwo, nicht nur von den Flüchtlingen, sondern auch von anderen Leuten, die dann sagen, ach das ist ja toll, was du da machst“* (Interview A, 2016, S. 3, Zeile 88ff).

Zusammenarbeit mit Flüchtlingen

Die Zusammenarbeit mit den Flüchtlingen wurde von den Befragten als sehr positiv beschrieben. *„Die sind, es ist ein Miteinander. Das ist schon toll. Das ist nicht so wie man in der*

Presse liest. Oder wie es, ja, wovor andere Leute Angst haben. Es ist, ja, ich kann nur Gutes sagen" (Interview D, 2016, S. 5, Zeile 142ff). Weiterhin wurde berichtet, dass die Flüchtlinge sehr dankbar für die Hilfe sind.

<u>(Kulturelle) Bereicherung</u>

Viele der Befragten sprachen zudem von der Bereicherung, welche die Arbeit in der Flüchtlingshilfe mit sich bringt. Genannt wurden hier zum einen kulturelle Aspekte: „*Das ist, finde ich auch so großartig, dass man dann nochmal eine ganz andere Kultur kennen lernt und auch über den Koran, die wissen ja tausend mal mehr über ihren Islam, über ihre Religion als wir*" (Interview J, 2016, S. 7, Zeile 237ff). Aber auch die vielen neuen Erfahrungen, die durch die Arbeit gesammelt werden, empfinden die Befragten als sehr positiv: „*Ja, das Neue. Das ist für mich so bereichernd, muss ich sagen. Die Vielfalt, das Bunte. Ich finde Eintönigkeit ist Tod. Und ja, die bringen trotz der Schwere bringen die so viel Lebensfreude mit. Und das finde ich toll*" (Interview D, 2016, S. 2, Zeile 55ff). Sie berichteten über die neuen Bekanntschaften und auch Freundschaften, die durch das Ehrenamt entstehen. „*Ich finde das unwahrscheinlich bereichernd. Das ist super interessant. Das sind super interessante Menschen, die super interessante Geschichten zu erzählen haben und die einfach anders sind*" (Interview F, 2016, S. 4, Zeile 138ff). Diese sozialen Kontakte verhelfen den Befragten zu einer Steigerung ihres Wohlbefindens und bringen ein positives Lebensgefühl mit sich.

<u>Zusammenarbeit mit anderen Ehrenamtlichen</u>

Weiterhin ist die gut funktionierende Zusammenarbeit der Freiwilligen untereinander bereichernd und hilfreich für die Ehrenamtlichen. Somit kann diese Zusammenarbeit als eine Ressource gesehen werden, die aus dem Ehrenamt geschöpft werden kann. Eine Befragte stellte diese Zusammenarbeit folgendermaßen dar: „*Die Unterstützung ist gut, der Zusammenhalt ist gut. Die Kooperation mit den anderen Ehrenamtlichen funktioniert. Also wir sind ein sehr gutes Team. Ich weiß nicht, wie es woanders ist, aber ich kann sagen, wir sind ein sehr gutes Team, was sich auch gegenseitig nicht behindert oder wo jemand jetzt sagt, das ist meine Aufgabe, die mache ich nur. Das funktioniert toll*" (Interview D, 2016, S. 4f, Zeile 123-127). Auch innerhalb der Gruppe der Ehrenamtlichen haben sich Freundschaften entwickelt, es bestehen Austausch und gegenseitige Unterstützung: „*Und das ist halt eine Gruppe von Leuten, die sich total gut verstehen und die sich unheimlich gut gegenseitig auch unterstützen, die sich unheimlich gut gegenseitig vertrauen, wo auch unheimlich viel Spaß aufkommt*" (Interview F, 2016, S. 1, Zeile 20ff).

Zusammenfassend kann somit gesagt werden, dass die Ehrenamtlichen ihre Tätigkeit als eine Bereicherung sehen. Eine Befragte fasste die positiven Aspekte mit den folgenden Worten zusammen: „*Also ich kann nur sagen, also für mich ist es echt, also es ist mir so wichtig, es ist ein unglaublich großes Glück. Eine Bereicherung, eine Freude und ich bin so froh, dass ich das gemacht habe*" (Interview J, 2016, S. 10, Zeile 341ff).

Trotz der zahlreichen positiven Aspekte, die von den Befragten aufgeführt wurden, bringt das Ehrenamt für viele Befragte auch negative Aspekte und Belastungen mit sich. Diese negativen Faktoren werden im folgenden Kapitel näher erläutert.

6.4 Negative Aspekte und Belastungen durch das Ehrenamt

Während der Befragungen stellte sich heraus, dass die Befragten unter zahlreichen Belastungen leiden. Eine Befragte gab beispielsweise an, dass sie seit Beginn ihrer Tätigkeit keine Ruhe mehr von ihrer ehrenamtlichen Tätigkeit finde: „*also ich denke Tag und Nacht daran und das ist mein erster Gedanke beim Aufwachen*" (Interview H, 2016, S. 3, Zeile 71f). Eine andere Befragte berichtete: „*Doch, es kommt ganz viel zurück. Ganz viel. Aber es ist auch super anstrengend. Und auch sehr belastend*" (Interview F, 2016, S. 5, Z. 155f). Außerdem gibt es viele Faktoren, welche die Ehrenamtlichen als störend empfinden. Dabei sollte jedoch differenziert werden; einige der Befragten gaben an, sehr stark unter den Belastungen zu leiden, andere wiederum können sich von den Belastungen gut abgrenzen: „*Ja, das finde ich belastend, aber ich glaube jetzt nicht in der Form, dass es mich jetzt wirklich richtig tiefgehend belastet*" (Interview E, 2016, S. 3, Zeile 88f).

Der folgende Abschnitt ist in drei Bereiche unterteilt: zunächst werden die von den Befragten genannten strukturellen Rahmenbedingungen und die zwischenmenschlichen Konflikte in der ehrenamtlichen Arbeit beschrieben. Diese Aspekte können zwar als belastend empfunden werden, wurden jedoch von den Befragten größtenteils als störende Faktoren bezeichnet und nicht als eine erhebliche Belastung aufgeführt. Anschließend werden die negativen gesundheitlichen Auswirkungen vorgestellt, welche insbesondere die psychischen Belastungen beinhalten und für die Befragten auch außerhalb ihrer Tätigkeit bedrücken.

6.4.1 Strukturelle Rahmenbedingungen des Ehrenamtes

Die strukturellen Rahmenbedingungen, welche in verschiedenen Bereichen von den Befragten kritisiert wurden, beinhalten in einigen Teilen auch zwischenmenschliche Konflikte und Schwierigkeiten. Da im Zusammenhang mit den störenden Faktoren jedoch insbesondere die äußeren Bedingungen genannt wurden, sind die folgenden Unterkategorien den strukturellen Rahmenbedingungen zugeordnet.

Unterkunftsbedingte Schwierigkeiten

Die Befragungen zeigten, dass in Bezug auf die Arbeit in den Unterkünften viele Probleme vorhanden sind. Diese strukturellen Schwierigkeiten sind teilweise bedingt durch die uneinheitlichen Standards in verschiedenen Unterkünften. Auch die Organisation von Seiten der

Unterkunft wurde von den Befragten bemängelt: „*Weniger gut gefällt mir, dass das sehr unstrukturiert alles abläuft. Dass man sich sehr, sehr selber kümmern muss, wenn man was machen möchte. Und es ist manchmal so undurchschaubar, was da alles läuft*" (Interview I, 2016, S. 3, Zeile 66ff).

Hinzu kommen die Regeln und Vorschriften, welche den Ehrenamtlichen ihre Arbeit erschweren. Die Befragten schilderten, dass die Auflagen im Laufe der Zeit strenger wurden und dass diese Regelungen ihrer Arbeit im Wege stehen: „*teilweise wird jetzt den Ehrenamtlichen mehr beschnitten, was man früher durfte, darf man jetzt nicht mehr*" (Interview D, 2016, S. 3, Zeile 70f); „*ich würde gerne mehr Freiraum haben in meinen Tätigkeiten in diesen Unterkünften. Ich fühle mich gegängelt*" (Interview F, 2016, S. 10, Zeile 326ff). Als Beispiel wurden von mehreren Befragten die immer strenger werdenden hygienischen Auflagen genannt, welche sie als störend empfinden.

Zusammenarbeit mit Einrichtungsmitarbeitenden

Zudem berichteten mehrere Befragte von Schwierigkeiten und Konflikten in der Zusammenarbeit mit den Mitarbeitenden der Einrichtungen. Sie gaben an, dass zwischen Hauptamtlichen und Ehrenamtlichen Kommunikationsschwierigkeiten bestehen.

Die Befragten gaben weiterhin an, dass die Einrichtungsmitarbeitenden den Ehrenamtlichen teilweise das Gefühl geben, eine Belastung zu sein und somit den Ehrenamtlichen nicht genügend Wertschätzung entgegengebracht wird.

Eine Befragte bemängelte zudem die Hierarchiestrukturen in den Unterkünften: „*Und die Machtverhältnisse sind einfach eindeutig geregelt*" (Interview F, 2016, S. 10, Zeile 332f) – diese strengen hierarchischen Strukturen haben laut der Befragten einen negativen Einfluss auf die Durchführung des Ehrenamtes.

Auch die Arbeit der Einrichtungsmitarbeitenden wurde von mehreren Befragten kritisiert. Sie gaben an, dass die Mitarbeitenden ihre Aufgaben nicht erfüllen und dass die Mitarbeitenden überfordert sind. „*Es gibt diese wahnsinnige Überlastung von den Leuten, die in den Unterkünften arbeiten. Es gibt, also der Unterkunftsbetreiber ist ja auch vollkommen überlastet und da habe ich auch ein gewisses Verständnis. Lässt sich nicht ändern*" (Interview F, 2016, S. 7, Zeile 222-225).

Zudem geben die Unterkunftsmitarbeitenden nach der Auffassung der Befragten teilweise falsche Auskünfte; dadurch entstehen Ärger und Frust auf Seiten der Ehrenamtlichen. „*Weil die selber offensichtlich keine Ahnung hatten, sich nicht kurzfristig schlau gemacht haben, es ändern sich ja dauernd Dinge, es wird mal so gewesen sein, aber das war eben ein ziemlicher Frust*" (Interview A, 2016, S. 5f, Zeile 169ff).

Zusammenarbeit mit Behörden und Institutionen

In mehreren Interviews wurde die Zusammenarbeit mit Behörden und Institutionen angesprochen und kritisiert: „*Weil es sind nicht die Flüchtlinge, die mich aufregen. Meistens ist es, sind es die Behörden*“ (Interview C, 2016, S. 4, Zeile 107f).

Ein Aspekt, der in diesem Zusammenhang öfter genannt wurde, ist die allgemeine politische Koordination der Flüchtlingssituation. Beispiele hierfür waren die schlecht funktionierende medizinische Versorgung der Flüchtlinge, die allgemeine Organisation von Behördenseite und auch die langwierigen Prozesse zur Verbesserung der Situation.

Auch die fehlende Unterstützung für Ehrenamtliche von den Behörden wurde kritisiert: „*Ja, es ist einfach so, dass sie [die Behörden] uns offensichtlich eher als Belastung betrachten denn als Hilfe*“ (Interview C, 2016, S. 4, Zeile 127f).

Zudem berichteten die Befragten von einer Überforderung der Mitarbeitenden von Behörden und Institutionen; dies führt laut mehreren Befragten zu Schwierigkeiten in der ehrenamtlichen Arbeit.

6.4.2 Zwischenmenschliche Konflikte

Zusammenarbeit der Ehrenamtlichen

Auch die Zusammenarbeit der Ehrenamtlichen untereinander bringt verschiedene Schwierigkeiten mit sich und führt häufig zu Problemen. Diese Schwierigkeiten werden beispielsweise durch die fehlende Kommunikation untereinander bedingt. Es wurde von einem fehlenden Austausch berichtet und fehlende Standards der Arbeit wurden bemängelt: „*Und teilweise haben die zwei oder drei Lehrer und wer weiß, vielleicht mache ich genau das Gegenteil von dem, was der andere macht. Und da gibt es meiner Meinung nach nicht genug Austausch*“ (Interview I, 2016, S. 4, Zeile 124ff).

Zudem gibt es kulturelle Konflikte der Ehrenamtlichen untereinander: „*besonders zu so kulturellen Themen, aber auch zu anderen Themen*“ (Interview I, 2016, S. 7, Zeile 230). Eine Befragte berichtete weiterhin, dass manche Ehrenamtliche ihrer Meinung nach zu viel Rücksicht auf den Islam und die muslimische Kultur nehmen und durch diese verschiedenen Ansichten Konflikte entstehen.

In diesem Zusammenhang wurden erneut die Hierarchiestrukturen erwähnt. Es wurde kritisiert, dass Teamleiter/innen zu viel Einfluss haben und nicht genügend Rücksicht auf die anderen Ehrenamtlichen nehmen. Zudem berichtete eine Ehrenamtliche von Konflikten innerhalb der Gruppe von Ehrenamtlichen: „*Da gibt es unheimlich viel Eitelkeiten, da gibt es unheimlich viel Machtgerangel, da gibt es Kompetenzgerangel, was letztendlich auch nur Machtgerangel ist*“ (Interview F, 2016, S. 6, Zeile 199ff).

Ein weiterer Aspekt, den die Befragten als störend empfinden, ist die fehlende Zuverlässigkeit anderer Ehrenamtlicher. „*Und dann an dem Tag, wo das stattfand erst mal kamen nicht immer alle meine Helferinnen und man konnte sich nicht 100% […] auf die Menschen verlassen*" (Interview B, 2016, S. 4, Zeile 124ff).

Zusammenarbeit mit Flüchtlingen

Letztlich berichteten die Befragten von Schwierigkeiten, die in der direkten Zusammenarbeit mit den Flüchtlingen entstehen. Zum einen wurde die Sprachbarriere genannt; die Befragten gaben an, dass Sprachschwierigkeiten ihre Arbeit häufig erschweren und Probleme mit sich bringen.

Zudem sprachen mehrere Befragte die kulturellen Schwierigkeiten in ihrem Ehrenamt an. Die Befragten berichteten von einer Unsicherheit, die durch das fehlende Wissen über die andere Kultur entsteht. Außerdem gaben mehrere Befragte an, Schwierigkeiten damit zu haben, die Lebensweise und Gepflogenheiten anderer Kulturen zu akzeptieren. „*Also sowas wie Pünktlichkeit und Zuverlässigkeit und ja, Verabredungen einhalten und überhaupt Initiative ergreifen oder was mitmachen. Das erlebe ich sehr häufig als sehr frustrierend, dass das so schwierig ist. Und dass die schwierige Aufgabe für mich dabei ist, das eben zu akzeptieren, dass andere Menschen anders leben*" (Interview H, 2016, S. 2, Zeile 55-59).

Zusammenfassend kann festgehalten werden, dass insbesondere die psychischen Belastungen, unter denen die Flüchtlinge leiden, für die Ehrenamtlichen sehr belastend sind. Auch die schwierige Zusammenarbeit mit den Einrichtungen bezeichnete die Mehrheit der Befragten als negativ.

6.4.3 Gesundheitliche Auswirkungen

Die negativen gesundheitlichen Auswirkungen, unter denen die Befragten leiden, sind hier hauptsächlich die psychischen Belastungen. Keiner der Interviewten gab an, physische Auswirkungen durch das Ehrenamt zu erleiden.

Einige der Befragten gaben auf die Frage nach negativen gesundheitlichen Auswirkungen an, keine gesundheitlichen Belastungen wahrzunehmen. Andere hingegen bezeichneten ihr Ehrenamt als kräftezehrend, belastend und anstrengend. Zu nennen ist hier zum einen die zeitliche Belastung: „*dass ich so wenig selber über meine Zeit verfügen kann. Ich habe einen ziemlich festen Stundenplan dadurch und das empfinde ich schon als Belastung*" (Interview H, 2016, S. 3, Zeile 75f).

Die psychischen Belastungen, unter denen die Befragten leiden, sind sehr vielfältig und durch verschiedene Faktoren bedingt. Mehrere Befragte beklagten die ständige Präsenz der Problematik und die Verantwortung, welche sie zu tragen haben. „*es kostet mich auch manchmal schlaflose Nächte, wenn ich, wenn da ein Problem ist, was gelöst werden muss, und wo ich nicht genau weiß, wie ich es lösen kann. Es ist nicht so, dass ich damit ganz alleine stehe, es gibt immer Leute, die unterstützen uns. Aber letztlich, gerade wenn man eine Vormundschaft hat, ist man doch alleine verantwortlich*" (Interview I, 2016, S. 2, Zeile 55-59).

„Aber ich kann nicht Menschen betreuen und dann plötzlich sagen, du weißt du, ich bin gerade ein bisschen müde, ich komme mal die nächsten zwei Wochen nicht. Es geht einfach nicht" (Interview F, S. 5f, Zeile 178ff).

Auch die Belastungen, unter denen die Flüchtlinge leiden, empfinden die Befragten selbst als belastend. Dabei wurden einerseits auftretende Schwierigkeiten in den Unterkünften genannt, wie „Sorgenkinder" unter den Flüchtlingen oder Konflikte unter den Flüchtlingen, welche teilweise in Gewalt untereinander enden: *„Und so Gewaltgeschichten passieren halt, die passieren in den Erstaufnahmeeinrichtungen und damit kann ich relativ schlecht mit umgehen"* (Interview I, 2016, S. 5, Zeile 165ff). Andererseits werden auch persönliche Schicksale der Flüchtlinge als Belastung empfunden; genannt wurden hier die traumatisierenden Erlebnisse, die Flüchtlinge durchlebt haben, und auch die Hilflosigkeit der Flüchtlinge in ihrer neuen Lebenssituation in Deutschland.

Weiterhin gibt es auch persönliche Faktoren, welche die psychischen Belastungen der Befragten verstärken. Eine Befragte leidet unter der Doppelbelastung, welche durch ihren Vollzeitjob und das zusätzliche Ehrenamt entsteht. Mehrere Befragte gaben außerdem an, durch das Ehrenamt ihr privates Umfeld zu vernachlässigen. *„Und ansonsten ist es unheimlich übergriffig in mein Privatleben. Weil, also dass ich tatsächlich meine privaten Freundschaften ganz doll vernachlässigt habe"* (Interview F, 2016, S. 2, Zeile 53ff).
Mehrere Befragte berichteten außerdem von der Ausweglosigkeit der Situation, die sie belastet: *„Also ich möchte nicht 20 Stunden machen oder 30 da diese Arbeit machen, das würde mich wahrscheinlich auch krank machen. Weil man doch einen relativ geringen Einfluss hat, dass man was ändert"* (Interview I, 2016, S. 9, Zeile 271ff). Sie haben das Gefühl, mit ihrer Arbeit nur wenig erreichen zu können und sind durch diese Erfahrung frustriert.

In Bezug auf die belastenden Faktoren wurde zudem zusätzlich mehrmals die Gesamtsituation der Flüchtlingskrise genannt. Als belastend wurde hier zunächst die politische Situation genannt, insbesondere die Ausweglosigkeit der großpolitischen Lage. *„Ja, da gibt es natürlich ganz viel. Das fängt natürlich an mit der großen Politik, das Schließen von Grenzen und Abschiebung"* (Interview A, 2016, S. 3, Zeile 97f).
Doch auch die Gesetzgebung, sowohl in Deutschland als auch in anderen Ländern, belastet viele der befragten Ehrenamtlichen; besonders die Asylgesetzgebung, verbunden mit den Regelungen zu Abschiebungen und den fehlenden Zukunftsperspektiven empfinden die Befragten als belastend.

Insgesamt fällt also auf, dass es vielen Ehrenamtlichen schwer fällt, sich von der Belastungssituation der Flüchtlinge abzugrenzen und sie empfinden es als problematisch, dass sie durch das Ehrenamt zeitlich sehr eingebunden sind.

6.5 Umgang mit Belastungen

Dieses Kapitel analysiert den persönlichen Umgang der Interviewten mit den Belastungen, denen sie sich ausgesetzt fühlen. Die Ehrenamtlichen wurden dazu befragt, inwiefern sie die jeweilig auftretende belastende Situation für sich selbst bereits verbessern und welche Strategie sie dazu anwenden.

Dafür wird zunächst das Wissen der Befragten über bereits vorhandene Unterstützungsmöglichkeiten dargestellt und anschließend werden individuelle Bewältigungsstrategien der Befragten erläutert.

6.5.1 Wissen über Unterstützung

Insgesamt fühlen die Befragten sich gut informiert über Unterstützungsangebote und wissen, an wen sie sich im Bedarfsfall wenden können. Der Großteil der Befragten gab an, dass Unterstützungsmöglichkeiten bekannt sind. „*Ich wüsste dann auch immer, wen ich fragen kann und wo ich hingehen kann, weil es ja inzwischen in Hamburg die vielfältigsten Einrichtungen gibt, die zu welcher Frage auch immer sozusagen Flüchtlinge beraten und helfen und bis hin zu externen Leuten, die sich zur Verfügung stellen*" (Interview A, 2016, S. 7, Zeile 224-227).

Weiterhin gaben mehrere Befragte an, dass sie zwar von Unterstützungsmöglichkeiten wissen, aber noch keine Veranstaltungen besucht haben, da es ihnen an der Zeit fehlt, diese zu besuchen.

Die Befragten nannten zahlreiche Unterstützungsangebote, die für Ehrenamtliche in der Flüchtlingshilfe angeboten werden. An erster Stelle wurde der Verein, dem die Ehrenamtlichen angehören, genannt. Die Befragten berichteten, dass es einen regelmäßigen Austausch sowohl für einzelne Aktivitäten oder Untergruppen als auch innerhalb der gesamten Gruppe gibt. Als Beispiel wurde der Verein Bergedorfer für Völkerverständigung e.V. genannt: „*wir haben im Verein regelmäßige Treffen zu verschiedenen Themen, ob Patenschaft oder ob Ehrenamtliche allgemein, allgemeines Treffen, wo man jederzeit alle Fragen loswerden kann [...]. Wir haben auch einen Psychologen inzwischen eingestellt, der auch berät bei Vormundschaften und Patenschaften, wenn es irgendwie Probleme gibt oder so*" (Interview A, 2016, S. 7, Zeile 207-212).

Durch diese regelmäßige Möglichkeit, Fragen zu stellen und Unklarheiten aufzulösen, fühlen sich die Befragten gut aufgehoben und mit Informationen versorgt.

Zudem erwähnten die Interviewten die Unterstützung durch andere Institutionen und Behörden. Sie berichteten von der gut funktionierenden Koordination durch das zuständige Bezirksamt, mit deren Hilfe einige Angebote schneller und reibungsloser umgesetzt werden können.

Auch andere Institutionen wurden genannt, beispielsweise die Beratung beim PARITÄTISCHEN und die Betreuung durch den Kinderschutzbund: „*ich fühle mich so, zum Beispiel beim Kinderschutzbund so gut aufgehoben und das sage ich jetzt so nach sechs Wochen. Die sagen, du kannst mich jederzeit anrufen, das ist auch so*“ (Interview J, 2016, S. 6, Zeile 195ff). Zum Bereich der Fortbildungen im Allgemeinen gab eine Befragte an, dass das Angebot aufgrund der hohen Nachfrage derzeit noch nicht ausreicht: *„Da gibt es ja immer wieder Fortbildungen dazu, aber die sind immer sofort ausgebucht und ich finde es einfach zu wenig*“ (Interview H, 2016, S. 5, Zeile 159ff).

6.5.2 individuelle Bewältigungsstrategien

Alle befragten Ehrenamtlichen haben bereits verschiedene individuelle Möglichkeiten gefunden, mit den Belastungen und Schwierigkeiten, mit denen sie sich konfrontiert sehen, umzugehen.

Mehrere Befragte berichteten davon, an einer oder mehreren Fortbildungen teilgenommen zu haben und berichteten positiv von diesen Veranstaltungen.

Die Befragten gaben zudem an, sich häufig Hilfe bei Anderen zu suchen. Im Laufe ihrer Tätigkeit lernten die Befragten viele Menschen kennen, die sie in spezifischen Bereichen unterstützen; so haben sie zum Teil auch die Möglichkeit, Aufgaben weiterzugeben und sich selbst zu entlasten: *„Also ich habe es auch schon geschafft, dann solche Patenschaften zu vermitteln. Dass ich Leute, die ich kannte, die gesagt haben, sie haben noch Kapazitäten, die anzurufen und zu sagen, ich habe hier einen und hast du nicht Lust, dich um den zu kümmern. Oder hättest du, wärst du bereit, dich um den zu kümmern. Sowas hat auch schon funktioniert*“ (Interview F, 2016, S. 6, Zeile 193-197).

Auch im Umgang mit kulturellen Schwierigkeiten suchen sich die Befragten häufig Hilfe bei Anderen, in der Regel bei den Flüchtlingen selbst. Durch diesen direkten Austausch können Probleme schnell und einfach gelöst werden.

Mehrere Befragte schaffen sich zudem einen Ausgleich durch andere Aktivitäten und gleichen so den durch das Ehrenamt entstehenden Stress aus. Als Beispiele wurden Sport und Entspannung genannt, auch das Ausüben von anderen Hobbys und Zeit mit der Familie führen bei mehreren Befragten dazu, dass sich das Wohlbefinden steigert.

Weiterhin gaben die Interviewten an, sich bewusst Grenzen zu setzen und zu gewissen Zeiten von der Ehrenamtstätigkeit Abstand zu nehmen.

Dieser Aspekt wird jedoch gleichzeitig als sehr herausfordernd empfunden. Mehrere Befragte berichteten, dass sie es erst mit dem Ehrenamt gelernt haben, Nein zu sagen und Aufgaben abzulehnen; zudem gaben einige Befragte an, zwar in der Theorie zu wissen, dass sie sich stärker abgrenzen müssen, dies jedoch in der Praxis nur schwer umsetzen können. *„Ich denke, was ich, was jede Freiwillige lernen muss, ist abgrenzen. Das finde ich, das ist das aller schwerste. Vor allen Dingen, wenn da diese persönlichen Bindungen entstanden sind.*“ (Interview F, 2016, S. 6, Zeile 184ff).

6.6 Verbesserungswünsche und Vorschläge der Befragten

Im Verlauf des Interviews wurden die Befragten nach Lösungsvorschlägen für die belastenden Situationen gefragt.

Die Befragten nannten zahlreiche Ansatzpunkte für Verbesserungen und äußerten Wüsche zur Vereinfachung ihrer Arbeit. Diese bezogen sich jedoch nicht immer explizit auf die belastenden Situationen, sondern viele Interviewte machten Vorschläge zur allgemeinen Vereinfachung ihrer Tätigkeit.

Zusätzlich wurde von mehreren Befragten erwähnt, dass bereits Verbesserungen für einige bestehende Probleme in die Wege geleitet wurden, die Umsetzung jedoch häufig ein langwieriger Prozess sei.

<u>Organisation der Flüchtlingssituation</u>

Zunächst wurde von den Befragten die allgemeine Organisation der Flüchtlingssituation angesprochen. In diesem Zusammenhang wurde der Wunsch nach einer besseren Vernetzung von den Behörden zu Unterkünften und Ehrenamtlichen geäußert; ein Befragter sprach dabei konkret die medizinische Versorgung der Flüchtlinge an. Außerdem wünscht dieser Befragte sich mehr psychotherapeutische Hilfe für die Flüchtlingskinder, auch von Seiten der Schulen.

In Bezug auf die Organisation der Flüchtlingssituation wurde auch der Wunsch nach mehr von den Unterkünften organisierten Aktivitäten für Flüchtlinge ausgesprochen.

Letztlich wurde von einem Befragten angeregt, die öffentlichen Räume in Unterkunftsnähe für eine Nutzung in Betracht zu ziehen, beziehungsweise die Raumnutzung effizienter zu gestalten.

<u>Rahmenbedingungen der Aktivitäten</u>

Auch für die Rahmenbedingungen der Aktivitäten der Ehrenamtlichen wurden verschiedene Verbesserungsvorschläge und –wünsche gemacht. Hier ging es zum einen um strukturelle Verbesserung; erneut wurde mehrfach die Raumsituation angesprochen: „*Konkret auf meine Arbeit bezogen wäre es, vernünftige Räume zu schaffen, wo man mit denen arbeiten kann. [...] Wo auch entsprechende Medien sind und die ein bisschen ansprechend sind. Wer mag in einer Atmosphäre lernen, wo aufgestapelte Teppichrollen, Matratzen in Plastik eingepackt, Kühlschränke und sonstige Sachen um einen rumstehen? Das ist schon schwierig dann zu arbeiten. Das würde ich mir wünschen, dass es da einen Raum gibt, wo man, der ein Lernraum ist und wo man dann auch mit denen arbeiten kann. Das ist leider nicht so in den Einrichtungen*“ (Interview I, 2016, S. 8, Zeile 251-259).

Ein weiterer Wunsch in Bezug auf strukturelle Verbesserungen ist, die Ehrenamtlichen mehr in organisatorische Dinge einzubeziehen.

Auch der Wunsch nach einer Aufwandsentschädigung für das Ehrenamt wurde von mehreren Befragten geäußert: *„das liegt ja eigentlich auf der Hand, dass man uns vielleicht so einen kleinen Obolus gibt. Muss nicht viel sein“* (Interview B, 2016, S. 5, Zeile 147f).
Zu verbesserten Rahmenbedingungen der Aktivitäten gehört für mehrere Befragte auch die Verringerung von Auflagen und Regeln. Einerseits wurde dabei die Gesamtsituation angesprochen; die Befragten wünschen sich mehr Freiraum in ihren Tätigkeiten in den Unterkünften. Andererseits wurde ganz konkret der Wunsch geäußert, dass die Vorschriften insoweit geändert werden, dass auch in den Abendstunden Angebote in den Unterkünften stattfinden dürfen.
Weiterhin wurde von mehreren Befragten der Wunsch nach einer Verbesserung bürokratischer Strukturen geäußert. Für die Vereinfachung der ehrenamtlichen Arbeit machte ein Befragter folgenden Vorschlag: *„dann braucht doch die Einrichtung einen Zettel, wo draufsteht, das und das und das muss man machen [wenn ein Flüchtling volljährig wird] und der muss aktualisiert sein und aktuell sein“* (Interview A, 2016, S. 6, Zeile 177f).

<u>Strukturierung des Ehrenamtes</u>

In Bezug auf die bessere Strukturierung des Ehrenamtes wurde zum einen die Zusammenarbeit der Ehrenamtlichen untereinander angesprochen. Vorschläge für eine Verbesserung waren in diesem Zusammenhang ein regelmäßiger und konstruktiver Austausch der Ehrenamtlichen und eine zentrale Koordination: *„Das ist manchmal chaotisch und dann denke ich immer, es müsste irgendeiner da sein, der das alles zusammenhält und sagt so. Der das alles irgendwie sammelt und der sagt, so das müssten wir jetzt so machen und das müssten wir so machen und das müssten wir so machen. Und das dann für alles zugänglich macht, dass wir sagen okay, jetzt kommt ihr hier an, was muss ich jetzt als erstes tun, was ist wichtig“* (Interview J, 2016, S. 4, Zeile 134-139).
Weiterhin wurde von einigen Befragten der Wunsch nach mehr Freiwilligen geäußert, damit die Arbeit untereinander besser aufgeteilt werden kann und eine Entlastung der einzelnen Ehrenamtlichen stattfinden kann.
Schließlich schlug eine Befragte vor, die einzelnen Angebote besser zu strukturieren. Sie nannte dabei das Beispiel eines Deutschkurses: *„da würde ich gerne ein bisschen mehr hinkommen, dass man sozusagen einen Kursus hat, der voranschreitet. Weil wir müssen eigentlich immer wieder Neue integrieren, die dann hier aufgenommen werden, die keinen anderen Kurs haben. Und das denke ich, das müsste man irgendwie noch besser strukturieren. Oder man müsste eben tatsächlich noch mehr Kurse, einen Anfänger- und einen Fortgeschrittenenkurs machen, das wäre auch gut“* (Interview E, 2016, S. 5f, Zeile 168-173).
Auch in Bezug auf die Zusammenarbeit mit den Einrichtungen wurden Verbesserungsvorschläge geäußert. Dies war beispielsweise eine stärkere Beteiligung der Angestellten in den Unterkünften: *„Und da würde ich mir manchmal mehr, mehr Unterstützung wünschen von*

Seiten der Erstaufnahmeeinrichtung, und mehr Einbeziehen in die, ja, dass man tatsächlich ein Projekt macht, einen Plan macht" (Interview I, 2016, S. 3, Zeile 75-78). Auch das stärkere Einbeziehen der Ehrenamtlichen in die Organisation beispielsweise des Nachhilfeunterrichtes wurde an dieser Stelle erneut erwähnt.

Weiterbildungsangebote

Ein Großteil der Befragten merkte an, dass Fortbildungen oder Workshops in verschiedenen Bereichen notwendig wären.

Zunächst wurde die Vermittlung von Fachwissen angesprochen. Mehrere Befragte gaben an, dass sie in spezifischen Themengebieten mehr Informationen benötigen. Ein Themengebiet, in dem laut den Befragten Bedarf besteht, ist das Thema Asylrecht. Mehrere Befragte gaben an, dass sie in diesem Themenbereich nicht über ausreichend Fachwissen verfügen. Eine Befragte merkte folgendes an: „*Und ich denke, das ist auch wichtig, Leute fortzubilden über diese Asylrechtsgeschichten zum Beispiel. Ich habe jetzt schon mehrmals erlebt, wie Leute [Ehrenamtliche] den Leuten [Flüchtlingen] völligen Schwachsinn erzählen. Und das finde ich auch nicht, also das finde ich auch geradezu gefährlich*" (Interview F, 2016, S. 9, Zeile 292-295).

Eine Befragte äußerte zudem den Vorschlag, eine schriftliche Zusammenfassung darüber zu machen, an wen Flüchtlinge weiterverwiesen werden können. Somit bedürfe es keiner aufwendigen Schulung, sondern die Ehrenamtlichen hätten die Möglichkeit, die Flüchtlinge an die zuständigen Stellen weiterzuleiten.

Ein weiterer Bereich, in dem die Befragten mehr Fachwissen benötigen, ist der Umgang mit traumatisierten Menschen: „*Dann im Hinblick auf deren Erlebnisse, ich weiß, dass sie zum Teil traumatisiert sind. Da weiß ich zu wenig. […] Also wie geht man damit um, wie kann man sie unterstützen, wie weit diese, auch die Kinder tatsächlich über die traumatischen Ereignisse hinwegzukommen. Oder wie kriegt man es überhaupt mit. Ja, dass die eben diese Probleme haben*" (Interview E, 2016, S. 5, Zeile 148-154).

Weiterhin gaben mehrere Befragte an, ihre interkulturellen Kompetenzen stärken zu wollen. Dabei wurde speziell ein Einblick in die muslimische Kultur gewünscht, aber auch allgemeine Informationen über interkulturelles Zusammenleben und den Umgang mit Menschen anderer Kulturen.

Ein weiterer Wunsch der Befragten ist ein Angebot zum Thema Selbstfürsorge für Ehrenamtliche. Dazu gab es folgenden Vorschlag: „*Und vielleicht auch sogar, weiß ich nicht, so eine Art Seminarangebot ‚Umgang mit persönlichen Belastungen durch die Geschichten von Flüchtlingen' und so. Denn man nimmt schon auch Nachrichten, also ich lese die Zeitung anders, ich nehme die Nachrichten anders wahr, wenn man einen Jungen aus Aleppo kennt oder aus Kundus oder aus Eritrea, wenn man weiß, was da los ist*" (Interview I, 2016, S. 5, Zeile 152-156). Eine andere Anregung war die Einrichtung einer Beratungsstelle, an die sich

Ehrenamtliche wenden können, um über ihre Belastungen und Sorgen zu sprechen. Diese Stelle sollte laut den Befragten unabhängig von dem Unterkunftsbetreiber sein, damit Kritik unbefangen geäußert werden kann.

In Bezug auf die Fortbildungsangebote wurde noch ein weiterer, allgemeiner Aspekt angemerkt. Mehrere Befragte wünschen sich ein Beratungsangebot von unabhängigen Stellen; sie berichteten, dass zurzeit größtenteils von Kirchen und anderen karitativen Einrichtungen Fortbildungen angeboten werden und sind der Meinung, dass die Stadt selbst ein Angebot schaffen müsste. *„Oder dass es einfach auch von den, von der Behörde, die zuständig ist, dass die tatsächlich dann solche Supervisionen anbieten. Der Kinderschutzbund macht das, das ist auch, die sind da also sehr aktiv, aber zum Beispiel die Einrichtungen nicht“* (Interview I, 2016, S. 4, Zeile 118-121).

Vergleich mit dem tatsächlich bestehenden Angebot

In einer kurzen Internetrecherche wurde geprüft, welche Fortbildungsangebote mit einem Zeitaufwand von rund einer Stunde gefunden werden können.

Die Internetseite der AKTIVOLI-Freiwilligenakademie zeigt eine Übersicht über Fortbildungsangebote für Ehrenamtliche von verschiedenen Trägern. Bei der Durchsicht dieser Seite stellte sich heraus, dass viele verschiedene Fachbereiche unter anderem im Bereich Flüchtlingshilfe abgedeckt werden. Die Fortbildungen und Workshops reichen vom Thema Asylrecht über interkulturelle Kompetenzen bis hin zu einzelnen Angeboten zum Thema Erkennung von Traumata (AKTIVOLI-Freiwilligenakademie, 2016). Es gilt jedoch zu beachten, dass das Angebot gemessen an der Vielzahl von Ehrenamtlichen, die allein in Hamburg tätig sind, nicht sehr groß zu sein scheint. Hinzu kommt, dass die Fortbildungen in der Regel nur einmal stattfinden und der Veranstaltungsort teilweise am Rande der Stadt ist. Zudem sind einige der Kurse kostenpflichtig. Ein Angebot, bei dem die Ehrenamtlichen im Umgang mit belastenden Situationen unterstützt werden, existiert nicht; die Mitarbeiter vom Unterkunftsbetreiber „fördern & wohnen“ stehen jedoch für Gespräche zur Verfügung (Bürgerschaft der Freien und Hansestadt Hamburg, 2015, S. 2).

Die Anbieter der Fortbildungsangebote sind größtenteils gemeinnützige Institutionen wie das Deutsche Rote Kreuz und der PARITÄTISCHE. Auch kirchliche Einrichtungen wie die Diakonie Hamburg bieten Fortbildungen im Bereich Flüchtlingshilfe an.

Weiterhin gibt es Fortbildungen von fördern & wohnen, welche kostenlos angeboten werden und thematisch an den Wünschen der Freiwilligen ausgerichtet werden (Bürgerschaft der Freien und Hansestadt Hamburg, 2015, S. 2).

7 Handlungsempfehlungen

Abgeleitet aus der Analyse der Befragungen und den Verbesserungswünschen der Befragten wurden im Rahmen dieser Arbeit Handlungsempfehlungen erarbeitet. Diese beziehen sich auf bestimmte Themenblöcke und werden im Folgenden vorgestellt.

Arbeit in den Flüchtlingsunterkünften

Für die Arbeit in den Flüchtlingsunterkünften ist es wichtig, dass Standards vereinheitlicht werden und klare Strukturen geschaffen werden, damit die Ehrenamtlichen wissen, was sie bei der Schaffung und Durchführung von Angeboten beachten müssen.

Gleichzeitig sollten die Ehrenamtlichen allerdings einen gewissen Handlungsspielraum erhalten, damit sie Angebote für Flüchtlinge nach ihren Wünschen und Vorstellungen durchführen können. Auch die derzeit bestehenden Regeln und Vorschriften (beispielsweise Zeiten der Angebote und hygienische Auflagen) sind notwendig, sollten jedoch so gering und einfach wie möglich gehalten werden, um die Ehrenamtlichen nicht in ihrer Arbeit zu behindern.

In der Zusammenarbeit mit den Unterkunftsmitarbeitenden sollte eine bessere Kommunikation und ein stärkerer Austausch hergestellt werden. Eine geeignete Maßnahme wäre hierbei die Schaffung eines regelmäßigen runden Tisches, bei dem Probleme diskutiert und Veränderungen besprochen werden können. In diesem Rahmen sollten die Hauptamtlichen die Ehrenamtlichen über die Entscheidungsprozesse informieren und, wenn möglich, bei Veränderungen einbeziehen.

Zudem sollte die Raumsituation geprüft werden. Es müssen angemessene Lernräume zur Verfügung stehen; auch Gruppenräume sind für die Angebote der Ehrenamtlichen notwendig. Dafür könnte nicht nur eine effektivere Nutzung der unterkunftsinternen Räume geprüft werden, sondern es sollte auch die Verfügbarkeit öffentlicher Räume in Unter-kunftsnähe evaluiert werden.

Weiterhin ist es wichtig, dass den Unterkunftsmitarbeitenden Fachwissen vermittelt wird. Dadurch kann die Weitergabe von Fehlinformationen vermieden werden. Möglich wären hier Fortbildungen in einzelnen Fachbereichen des Asylrechts und zusätzlich Schulungen im Umgang und dem Einbezug von Ehrenamtlichen in die Arbeitsprozesse.

Beispielsweise für den Aufgabenbereich der Vormundschaft wären Checklisten, die von den Hauptamtlichen erstellt werden, hilfreich. Es sollte für verschiedene Aufgabenbereiche eine Auflistung geben, welche die zu erledigenden Aufgaben enthält und zusätzlich ein Verzeichnis der Ansprechpersonen darstellt.

Zusammenarbeit der Ehrenamtlichen

In der Zusammenarbeit der Ehrenamtlichen sollte ein regelmäßiger Austausch stattfinden. Dieser Austausch sorgt für einen stärkeren Gruppenzusammenhalt und dient außerdem der Beseitigung von Konflikten. Zudem können Angebote von den Ehrenamtlichen selbst klarer strukturiert und vereinheitlicht werden, um Missverständnisse zu vermeiden. Dafür sind regelmäßige Treffen notwendig.

Darüber hinaus haben die Ehrenamtlichen bei diesen Zusammenkünften die Möglichkeit, über ihre positiven Erlebnisse zu sprechen und diese mit anderen zu teilen. Mit der Schilderung dieser Erfahrungen kann der Gruppe ein positives Gefühl vermittelt werden und die Erfolge der ehrenamtlichen Arbeit rücken in den Vordergrund.

Für die Zusammenarbeit der Freiwilligen sollten klare Regeln geschaffen werden. Diese beinhalten unter Anderem die Zusicherung von Zuverlässigkeit bei Absprachen und den respektvollen Umgang miteinander. Mit der Entwicklung solcher Regeln können Konflikte untereinander vermieden werden und die Zusammenarbeit klappt reibungsloser.

Die Gruppenleiter/innen der einzelnen Arbeitsgruppen haben eine zusätzliche Verantwortung. Deswegen sollten den Ehrenamtlichen, die eine Leitungsfunktion ausfüllen, separate Fortbildungen angeboten werden. So kann ihnen vermittelt werden, wie sie den Zusammenhalt im Team stärken können und Konflikte innerhalb der Untergruppen vermieden werden.

Veränderungen von politischer Seite

In der allgemeinen Koordination der Flüchtlingssituation wären verschiedene Veränderungen wünschenswert, um die Belastungen der Ehrenamtlichen zu verringern. Beispiele hierfür sind die medizinische Versorgung der Flüchtlinge oder der teils langwierige Ablauf der Asylverfahren. Es wäre notwendig, die behördlichen Strukturen tiefergehend zu analysieren, um die Situation verbessern zu können. Im Rahmen dieser Arbeit ist es allerdings nicht möglich, konkrete und realisierbare Veränderungsvorschläge auf höherer politischer Ebene zu erarbeiten.

Von Seiten der Behörden sollte jedoch geprüft werden, ob bürokratische Prozesse vereinfacht oder verkürzt werden können, damit die Ehrenamtlichen entlastet werden und der Aufwand reduziert werden kann.

Zusätzlich wäre es sinnvoll, bei der Erarbeitung von Änderungen der Strukturen und Regeln die Ehrenamtlichen einzubeziehen, um auch deren Sichtweise berücksichtigen zu können.

Weiterhin sollte von Seiten der Stadt geprüft werden, ob die Zahlung von Aufwandsentschädigungen für Ehrenamtliche in der Flüchtlingshilfe umgesetzt werden kann; beispielsweise die Zahlung von Fahrtgeldern oder Kosten für Aktivitäten wäre für viele Freiwillige hilfreich und entlastend.

Fortbildungen/Beratungsangebote

In Bezug auf Fortbildungsangebote kann zunächst festgehalten werden, dass die einzelnen Vereine ihre Mitglieder gut über bestehende Angebote informieren und diese Informationskette so beibehalten werden sollte.

Zusätzlich ist jedoch die Schaffung einer zentralen Stelle notwendig, an der alle Angebote gesammelt und für Ehrenamtliche unkompliziert zugänglich gemacht werden. Dadurch könnten die Freiwilligen sich schnell und einfach einen Überblick darüber schaffen, welche Angebote bestehen und an welchen sie interessiert sind. Diese übergeordnete Stelle sollte zudem die Nachfrage nach Angeboten analysieren und die Fortbildungsangebote danach ausrichten. So kann vermieden werden, dass einige Fortbildungen nur schlecht besucht sind und bei anderen die Nachfrage nicht bedient werden kann.

Ein weiterer wichtiger Aspekt ist der Träger der Angebote. So ist es für die Ehrenamtlichen wichtig, dass mehr Angebote von der Stadt Hamburg geschaffen werden; zurzeit werden überwiegend von karitativen Einrichtungen Fortbildungen angeboten.

Viele Ehrenamtliche wünschen sich zudem Workshops oder Fortbildungen, in denen interkulturelle Informationen vermittelt werden. Diese können helfen, die Situation der Flüchtlinge besser zu verstehen und außerdem könnte Missverständnissen aufgrund kultureller Unterschiede vorgebeugt werden.

Auch im Bereich Umgang mit Traumatisierten sollte das Fortbildungsangebot weiter ausgebaut werden, da diese Informationen den Ehrenamtlichen im Umgang mit Flüchtlingen weiterhelfen können.

Aus den Befragungen hat sich weiterhin ergeben, dass für die Ehrenamtlichen mehr Fachwissen über das Thema Asylrecht notwendig ist. Dafür sollte es zum einen Fortbildungen geben, zum anderen wäre es wichtig, eine schriftliche Übersicht und Zusammenfassung der rechtlichen Situation zu schaffen. Nur so kann verhindert werden, dass Fehlinformationen an Flüchtlinge weitergegeben werden und daraus Probleme entstehen.

Ein zusätzlicher Bereich, in dem Fortbildungsangebote geschaffen werden müssen, ist das Thema Selbstfürsorge für Ehrenamtliche. Diese sollten lernen, sich von der Problematik abgrenzen zu können, damit sie weniger unter den Problemen der Flüchtlinge leiden. Auch der Umgang mit der Doppelbelastung von Arbeit und zusätzlichem Ehrenamt kann den Ehrenamtlichen in diesen Fortbildungen vermittelt werden.

Schlussendlich ist die Einrichtung einer unabhängigen Beratungsstelle für die Ehrenamtlichen sehr wichtig. Diesen sollte die Möglichkeit eröffnet werden, über ihre Belastungen zu sprechen und jemandem ihre Probleme mitzuteilen, ohne dass der Unterkunftsbetreiber, die Behörden oder andere Akteure involviert sind.

8 Diskussion und Fazit

Die ehrenamtliche Arbeit in der Flüchtlingshilfe ist derzeit von erheblicher Aktualität. Mithilfe der durchgeführten Befragung konnte der Bedarf an Unterstützungsangeboten für Ehrenamtliche in der Flüchtlingshilfe festgestellt werden.

Es hat sich gezeigt, dass das Ehrenamt von vielen Freiwilligen als eine starke Ressource genutzt werden kann. Viele Menschen erfahren durch die ehrenamtliche Tätigkeit eine Steigerung ihres Wohlbefindens. Es dürfen jedoch nicht die Belastungen, die das Ehrenamt in der Flüchtlingshilfe mit sich bringen, außer Acht gelassen werden. In diesem Bereich ist für die Ehrenamtlichen viel Unterstützung und Rückhalt notwendig.

Darüber hinaus stellte sich heraus, dass das Thema des Ehrenamtes in der Flüchtlingshilfe nicht ausreichend wissenschaftlich untersucht ist. Es ist also weitere Forschung, insbesondere im Bereich der gesundheitlichen Auswirkungen, dringend notwendig, um die Ehrenamtlichen vor Belastungen zu schützen und die Ressourcen des Ehrenamtes nutzen zu können.

Ein weiterer Aspekt, der in der Untersuchung deutlich wurde, ist das Potenzial, welches in dem Wissen der Ehrenamtlichen steckt. Die Freiwilligen sollten insgesamt deutlich mehr in Prozesse eingebunden werden, da sie sowohl im Kontakt mit den Flüchtlingen selbst als auch im Austausch mit den Unterkunftsleitungen stehen und somit Probleme aus mehreren Perspektiven wahrnehmen. In vielen Fällen ist es schon mithilfe von einfachen und kostengünstigen Maßnahmen möglich, die Situation für alle Beteiligten deutlich zu verbessern.

Insgesamt kann also festgehalten werden, dass diese Arbeit einen Einblick in den Umgang mit dem Thema Unterstützungsbedarfe für Ehrenamtliche in der Flüchtlingshilfe bietet, jedoch sind noch weitere Untersuchungen notwendig, um die Situation nachhaltig zu verbessern.

In der geplanten quantitativen Befragung zum selben Thema sollte deshalb eine größere Zahl an ehrenamtlichen Flüchtlingshelfer befragt werden, damit überprüft werden kann, welche konkreten Belastungen bestehen, die vermeidbar oder verringerbar sind. Darüber hinaus sollte abgefragt werden, welche Fortbildungsangebote tatsächlich von vielen Menschen wahrgenommen würden und welche Angebote sich die Ehrenamtlichen wünschen.

9 Literaturverzeichnis

AKTIVOLI-Freiwilligenakademie (2016). *Aktuelle Angebote.* www.aktivoli.kursportal.info (Stand 21.07.16).

Bergedorfer für Völkerverständigung e.V. (Hrsg.) (2016). *Aktivitäten.* http://www.fluechtlingshilfe-bergedorf.de/aktivitaeten.html (Stand 21.07.16).

Borkel, V. (2016). *Gesundheitliche Belastungen und Unterstützungsbedarfe von Ehrenamtlichen in der Flüchtlingshilfe - Experteninterviews mit Personen mit koordinativen Aufgaben.* Unveröffentlichte Bachelorarbeit, Hochschule für Angewandte Wissenschaften Hamburg, Department Gesundheitswissenschaften.

Brockhaus Enzyklopädie in 30 Bänden: Bd. 7 DIEU – EMAR. 21., völlig neu bearbeitete Auflage. Mannheim: F.A. Brockhaus GmbH.

Bundesministerium für Familie, Senioren, Frauen und Jugend (Hrsg.) (2011). *Monitor Engagement – Wie und wofür engagieren sich ältere Menschen? Ausgabe Nr. 4.* http://www.bmfsfj.de/RedaktionBMFSFJ/Broschuerenstelle/Pdf-Anlagen/Monitor-Engagement-Nr-4,property=pdf,bereich=bmfsfj,sprache=de,rwb=true.pdf (Stand 18.05.16).

Bundesministerium für Familie, Senioren, Frauen und Jugend (Hrsg.) (2010). *Monitor Engagement – Ausgabe Nr. 2, Freiwilliges Engagement in Deutschland 1999 - 2004 - 2009 – Kurzbericht des 3. Freiwilligensurveys.* http://www.bmfsfj.de/RedaktionBMFSFJ/Broschuerenstelle/Pdf-Anlagen/Monitor-Engagement-Nr-2,property=pdf,bereich=bmfsfj,sprache=de,rwb=true.pdf (Stand 18.05.16).

Bundesamt für Migration und Flüchtlinge (2016). *Aktuelle Zahlen zu Asyl. Tabellen, Diagramme, Erläuterungen.* Ausgabe: April 2016. http://www.bamf.de/SharedDocs/Anlagen/DE/Downloads/Infothek/Statistik/Asyl/aktuelle-zahlen-zu-asyl-april-2016.pdf?__blob=publicationFile (Stand 16.05.16).

Bundesministerium für wirtschaftliche Zusammenarbeit und Entwicklung (o.J.). *Flüchtling, Asylsuchender, Binnenvertriebener, Klimamigrant, UNHCR – Begriffsbestimmungen und Erläuterungen.* https://www.bmz.de/de/themen/Sonderinitiative-Fluchtursachen-bekaempfen-Fluechtlinge-reintegrieren/hintergrund/definition_fluechtling/index.jsp (Stand 16.05.16).

Bürgerschaft der Freien und Hansestadt Hamburg (2015). *Drucksache 21/1007 – Schriftliche Kleine Anfrage der Abgeordneten Christiane Schneider (DIE LINKE) vom 07.07.15 und Antwort des Senats. Betr. Angebote von Ehrenamtlichen in Flüchtlingsunterkünften in Hamburg.* https://www.buergerschaft-hh.de/ParlDok/dokument/49183/angebote-von-ehrenamtlichen-in-fl%c3%bcchtlingsunterk%c3%bcnften-in-hamburg.pdf (Stand 28.06.16).

Die Bundesregierung (Hrsg.) (2015). *Sommerpressekonferenz von Bundeskanzlerin Merkel – Mitschrift Pressekonferenz.* https://www.bundesregierung.de/Content/DE/Mitschrift/Pressekonferenzen/2015/08/2015-08-31-pk-merkel.html (Stand 01.07.16).

Flüchtlingskonvention, Genfer (1951). *Abkommen über die Rechtstellung der Flüchtlinge.*

Fuß, S., Karbach, U. (2014). *Grundlagen der Transkription – eine praktische Einführung.* Opladen & Toronto: Verlag Barbara Budrich.

Han-Broich, M. (2015). *Engagement in der Flüchtlingshilfe – eine Erfolg versprechende Integrationshilfe.* In: Bundeszentrale für politische Bildung (Hrsg.) *Aus Politik und Zeitgeschichte.* 65. Jahrgang, Ausgabe 14-15/2015, S. 43-49.

Han-Broich, M. (2012). *Ehrenamt und Integration – Die Bedeutung sozialen Engagements in der (Flüchtlings-)Sozialarbeit.* Dissertation Westfälische Wilhelms-Universität Münster. Wiesbaden: VS Verlag für Sozialwissenschaften.

Karakayali, Dr. S., Kleist, Dr. J. O. (2015). *Strukturen und Motive der ehrenamtlichen Flüchtlingsarbeit (EFA) in Deutschland – 1. Forschungsbericht; Ergebnisse einer explorativen Umfrage vom November/Dezember 2014.* http://www.bim.hu-berlin.de/media/2015-05-16_EFA-Forschungsbericht_Endfassung.pdf (Stand 18.05.16).

Kroner, G., Palmberger, M. (2011) *Flüchtlinge.* In: Kreff, F., Knoll, E.-M., Gringrich, A. (Hrsg.) *Lexikon der Globalisierung.* Bielefeld, Transcript Verlag, S. 85-89.

Kuckartz, U. (2014). *Qualitative Inhaltsanalyse. Methoden, Praxis, Computerunterstützung.* 2., durchgesehene Auflage. Weinheim und Basel: Beltz Juventa.

Kuckartz, U. (2005). *Einführung in die computergestützte Analyse qualitativer Daten.* 1. Auflage. Wiesbaden: VS Verlag für Sozialwissenschaften.

Mayer, H. O. (2013). *Interview und schriftliche Befragung – Grundlagen und Methoden empirischer Sozialforschung.* 6., überarbeitete Auflage. München: Oldenbourg Wissenschaftsverlag GmbH.

Mayring, P. (2016). *Einführung in die qualitative Sozialforschung – Eine Anleitung zu qualitativem Denken.* 6. Auflage. Weinheim und Basel: Beltz Verlag.

McKenzie, J.F., Neiger, B. L., Thackeray, R. (2012). *Planning, implementing, and evaluating health promotion programs: A primer.* 6. Ausgabe. San Francisco: Pearson/Benjamin Cummings.

Misoch, S. (2015). *Qualitative Interviews.* Berlin / München / Boston: Walter de Gruyter GmbH.

Spritzer, M. (2006). *Editorial: Geben ist seliger denn Nehmen (p < 0,05) – Ehrenamt und Gesundheit.* In: *Nervenheilkunde 12/2006*, 25. Jg., Nr. 12, S. 994-996.

Warner, L. M. (2009). *„Wer anderen hilft, der hilft auch sich selbst" – Wie Helfen Zufriedenheit und Gesundheit fördern kann."* In: Deutsches Zentrum für Altersfragen (Hrsg). *Informationsdienst Altersfragen.* Heft 06, November/Dezember 2009). S. 2-6.

Winkler, J. (2011). *Über das Ehrenamt – Wismarer Schriften zu Management und Recht, Band 55.* 1. Auflage. Bremen: Europäischer Hochschulverlag GmbH & Co. KG.

United Nations High Commissioner for Refugees (2015). *Mid-Year Trends 2015.* http://www.unhcr.org/uk/statistics/unhcrstats/56701b969/mid-year-trends-june-2015.html (Stand 04.07.16).

Anhang A: Interviewleitfaden

Interview zum Thema gesundheitliche Auswirkungen und Unterstützungsbedarfe für Ehrenamtliche in der Flüchtlingshilfe

- Vorstellung der Interviewerin
  - *Dank für das Interview & Erlaubnis Tonbandaufnahme*
  - *Studentin an der HAW, schreibe Bachelorarbeit*
  - *in Kooperation mit dem GA Bergedorf & Hamburg-Nord herausfinden, wie Ehrenamtliche in der Flüchtlingshilfe unterstützt werden können*
  - *Dauer ca. 1 Stunde nach einem Leitfaden*
  - *Daten werden anonym behandelt und nur für die Arbeit verwendet*

- Zum Anfang würde ich Sie bitten, mir das Ehrenamt, das Sie zurzeit ausführen, zu beschreiben.
  - *Tätigkeit, Umfang, Ort, mit welchen Personen/Zielgruppen, seit wann, Aufwandsentschädigung*
  - *(Hinweis: in der Auswertung können Sie nicht mehr der Unterkunft zugeordnet werden, in der Sie tätig sind; auch in anderen Stadtteilen werden Ehrenamtliche befragt)*

- Wie sind Sie dazu gekommen, sich ehrenamtlich in der Flüchtlingshilfe zu engagieren? (*Motivation)*

- Was gefällt Ihnen an Ihrem Ehrenamt?
  (Gibt es positive Auswirkungen auf Ihr Wohlbefinden? Welche?)

- *Falls noch nicht genannt:* Gibt es Bereiche, die Ihnen Kraft und Energie geben und so zu mehr Gesundheit / größerer Zufriedenheit beitragen? (*Gesundheitsaspekt)*

- Was gefällt Ihnen an Ihrem Ehrenamt weniger gut?
  Gibt es Dinge, die Sie stören?

- Gibt es Bereiche / Situationen, die Sie in Ihrer ehrenamtlichen Tätigkeit als besonders belastend empfinden? *Wenn ja, welche?*

- Hat das Ehrenamt negative Auswirkungen auf Ihre Gesundheit? *Wenn ja, welche?*
  - *Neigen Sie dazu sich zu überfordern? Schlafen & essen Sie genug bzw. regelmäßig?*
  - *Setzen Sie sich genug Grenzen? Können Sie Nein sagen? Haben Sie Zeit für sich?*

- Wenn Sie an die Sie belastenden Situationen denken, was könnte in diesem Zusammenhang verbessert werden?
  Beispiele: mehr Entlastung, mehr Fortbildung, Austausch, mehr Anerkennung/Zuspruch, Aufwandsentschädigung/Fahrtgeld?
  - *Tun Sie bereits etwas, um die Situation für sich selbst zu verbessern?*
  - *Welche Unterstützungsmöglichkeiten kennen Sie?*
  - *Was könnten Sie noch tun, um Ihr Wohlbefinden zu steigern?*

- Welche Art von Unterstützung wünschen Sie sich für Ihre Tätigkeit im Ehrenamt?
  In welchen Bereichen? Von wem?
  - *Gibt es Dinge, bei denen Sie das Gefühl haben, Sie müssten mehr darüber wissen?*
  - *Haben Sie Situationen erlebt, in denen Sie das Gefühl hatten, damit nicht umgehen zu können?*
  - *Gibt es Situationen, in denen Sie im Nachhinein denken „das hätte ich anders machen sollen"?*

- Wenn Sie in Ihrer ehrenamtlichen Arbeit etwas verändern könnten, was wäre das?
  - *Hinweis: es geht um die konkrete Situation/Tätigkeit, in Bezug auf Gesetze/Politik können wir in diesem Rahmen nichts verändern*

- Haben Sie noch weitere Fragen oder möchten Sie noch etwas hinzufügen?

- Zum Abschluss noch einige Daten:
  - *Geschlecht*
  - *Alter*
  - *Beruf/Tätigkeit*
  - *Familienstand*

- Dank

Anhang B: Übersicht der verwendeten Kategorien

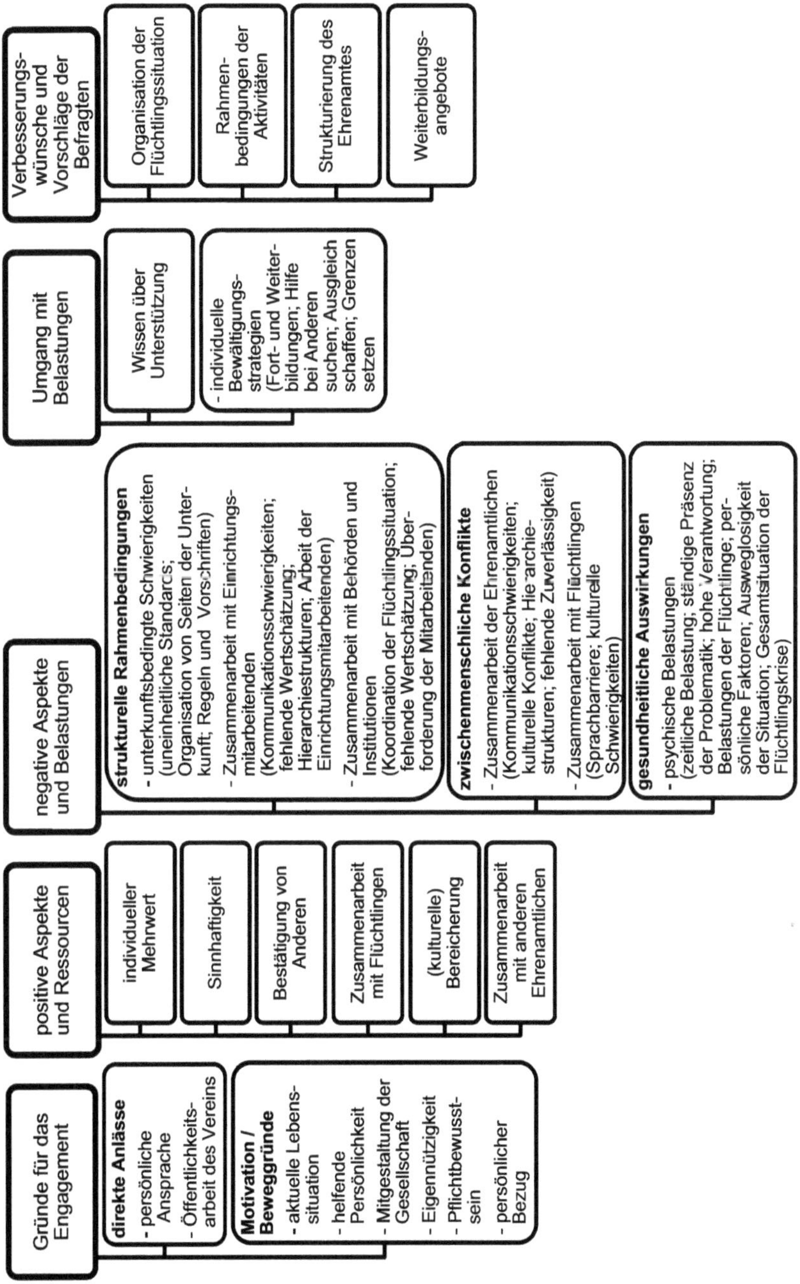